腿活
TUI HUO
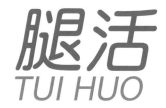

胡维勤 ◎ 著

U0200973

CNS PUBLISHING & MEDIA 中南出版传媒 K 湖南科学技术出版社

图书在版编目（ＣＩＰ）数据

腿活 / 胡维勤著. -- 长沙：湖南科学技术出版社,2017.11
ISBN 978-7-5357-9198-6

Ⅰ．①腿… Ⅱ．①胡… Ⅲ．①腿部－保健－基本知识 Ⅳ．①R161

中国版本图书馆 CIP 数据核字（2017）第 015200 号

TUIHUO
腿活
著　　者：胡维勤
责任编辑：黄柯华
策　　划：深圳市金版文化发展股份有限公司
版式设计：深圳市金版文化发展股份有限公司
封面设计：深圳市金版文化发展股份有限公司
摄影摄像：深圳市金版文化发展股份有限公司
出版发行：湖南科学技术出版社
社　　址：长沙市湘雅路 276 号
　　　　　http://www.hnstp.com
湖南科学技术出版社天猫旗舰店网址：
http://hnkjcbs.tmall.com
印　　刷：深圳市雅佳图印刷有限公司
　　　　　（印装质量问题请直接与本厂联系）
厂　　址：深圳市龙岗区坂田大发路 29 号 C 栋 1 楼
邮　　编：518000
版　　次：2017 年 11 月第 1 版
印　　次：2017 年 11 月第 1 次印刷
开　　本：710mm×1000mm　1/16
印　　张：12
书　　号：ISBN 978-7-5357-9198-6
定　　价：39.80 元

　　"树大全凭根深，人壮全凭脚健。""树老根先枯，人老腿先衰。"这都在说明人的健康与腿脚的活力密切相关。腿部，集中了人体最大的肌肉群，人的正常运动都需要腿部肌肉的带动。除此之外，当血液从下肢向心脏回流时，可以通过小腿的肌肉运动和静脉压力联合把血液泵回心脏。从这个角度说，小腿可称得上是人体的"第二心脏"。

　　腿脚不灵活，稍微多走点路，就像腿上灌满铅；上楼梯也越来越费劲，没爬几层就气喘吁吁；腿部经常冰凉、僵硬，偶尔还会疼痛……总以为这只是年纪大了的缘故，殊不知这其中也隐藏着健康危机。相较于身体功能衰退引起的腿部健康问题，腿部活动量少引发的危害则更大。例如，腿部肌肉萎缩、骨骼钙质流失、下肢肥胖……都与腿部活动量不足有关。因此，想要身体健康，腿部锻炼不可少。

　　《腿活》正是从"动腿"出发，介绍多套简单易做的腿部运动以及腿部按摩方法等，供读者参考练习。倘若你能严格执行，慢慢调整自己的生活习惯，在日常生活中注意腿部保养，适当补充人体所需的营养……你会发现，不仅腿部变得更加强健有力，肌肉僵硬、疼痛等问题不再困扰你，身体的自愈能力也逐渐增强了。

Contents

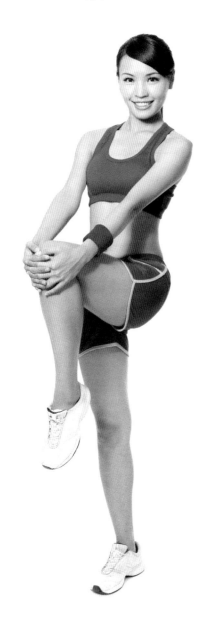

Contents

动起来
——唤醒双腿的活力

Contents

PART 3

关注腿部保养
——提升腿部活力

生活中保养腿部的小诀窍

健康饮食提升腿力

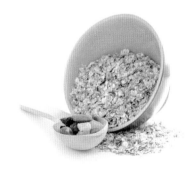

疏通腿部经络，调畅全身气血

CONTENTS

PART 1

健身先健腿
——激发生命力

　　现代人都懂得健身的重要性，广场舞、夜跑、瑜伽……一个比一个火热。但不管采用何种方式进行锻炼，都应重视腿部的运动。腿被称为人体的"第二心脏"，活动双腿，能调动全身约 70% 的肌肉运动，并有助于防治多种疾病。

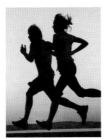
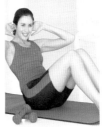
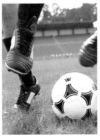
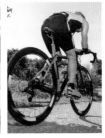

腿是人体的"第二心脏"

没有健康的腿，
正常的血液循环会受影响

　　血液循环的主要功能是完成体内的物质运输——把营养物质输送到全身各处，并将人体内的废弃物收集起来，排出体外。心脏是血液循环的动力装置，心脏不断做收缩和舒张的交替活动，舒张时容纳静脉血返回心脏，收缩时把血液射入动脉。通过心脏的这种节律性活动以及由此引起的瓣膜的规律性开启和关闭，推动血液沿单一方向循环流动。心脏的这种活动形式相当于两个泵，一个负责体循环，一个负责肺循环，两个泵不停工作以提供动力，形成血液循环。

　　动脉血依靠心脏泵血机制流向腿部，经由毛细血管转变为静脉血。当大量血液积聚于腿部静脉时，腿部组织压力增加，依靠腿部肌肉泵的作用，即腿部骨骼肌张力增高和等长收缩，挤压腿部血管，使腿部静脉血液通过静脉瓣流向心脏，完成血液的体循环过程。所以，在整个血液循环过程中，除了要保障腿部血管的畅通，还要保证腿部肌肉群的功能健全，一旦腿部健康受损，势必会影响血液循环的正常运转。

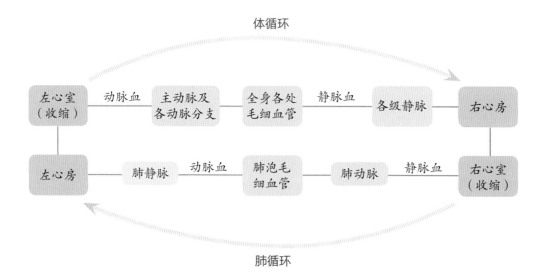

人体六条经脉
从腿部穿行而过

中医认为，经络是人体气血运行的通道。一旦经络不通，我们的气血就不能顺利地被运送到各脏腑，身体也会随之出现问题。

人体的十二正经中，足阳明胃经、足太阳膀胱经、足少阳胆经、足太阴脾经、足厥阴肝经和足少阴肾经都从腿部穿行而过，将腿部与身体的脏腑连接起来。腿部健康，气血运行才会通畅。简而言之，保持双腿的活力有助于气血的运行，对维持人体健康有着重要的作用。

足阳明胃经，腹内支脉下行到气冲，再由此下行至髀关，直抵伏兔部，下至膝髌中（犊鼻），沿胫骨外侧前缘，下经足跗，进入第二足趾外侧端；胫部支脉从膝下三寸处（足三里）分出进入足中趾外侧；足跗部支脉从跗上分出，进入足大趾内侧端与足太阴脾经相接。

足太阴脾经，起于足大趾末端，沿着大趾内侧赤白肉际，经第一跖骨基底粗隆部向上行至内踝前，上行腿肚，交出足厥阴经的前面，经膝股部内侧前缘，进入腹部，属脾络胃，过膈上行。

足太阳膀胱经，腰部支脉向下通过臀部，进入腘窝；后项部支脉通过肩胛骨内缘直下，经过臀部下行，沿大腿外侧后边与腰部下行的支脉会合

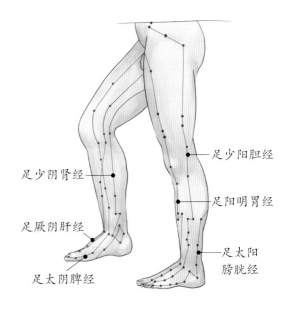

足少阳胆经

足少阴肾经

足阳明胃经

足厥阴肝经

足太阳膀胱经

足太阴脾经

于腘窝中，由此向下，出于外踝后，沿第五跖骨粗隆，至小趾外侧端，与足少阴经相接。

足少阴肾经，起于足小趾之下，斜走足心出于舟骨粗隆下，沿内踝后向上行于小腿内侧，经大腿内后侧，经由脊柱属于肾脏，联络膀胱。

足少阳胆经，起于外眼角，向上到额角返回下行至耳后，沿颈部向后交会大椎穴再向前入缺盆部入胸过膈，联络肝脏，属胆，沿胁肋部，出于腹股沟，经外阴毛际，横行入髋关节；缺盆部直行分支从缺盆出发，向下至腋窝，沿胸两侧，经季肋和前脉会于髋关节后，再向下沿大腿外侧，行于足阳明和足太阳经之间，经腓骨前直下到外踝前，进入足第四趾外侧端；足背部支脉从足背分出，沿一、二跖骨之间，至大趾端与足厥阴经相接。

足厥阴肝经，起于足大趾上汗毛部，经内踝前向上至内踝上八寸处交出于足太阴经之后，沿股内侧上行。

70% 的健康问题，都可以反映在腿部

腿部变化能够对全身疾病进行早期预报。有时候，仅仅是形态或色泽出现了一点异常，又或是在接触的过程中有压痛感，都可能在提示脏腑组织的异常，因而要格外注意。

中医学中，双腿是人体经络循环的必经之路，有 60 多个重要的穴位，足部有将近 70 个反射区，人体的五脏六腑都有相应的"穴区"，即反射区。这些反射区和穴位都与体内脏腑有着十分密切的关系，通过六大经络的传递，全身的"健康信息"都能汇集于腿部，成为人体各器官状况的缩影。

如果腿部发生肌肉萎缩、枯瘦，通常见于糖尿病、营养不良、甲状腺功能亢进等病症；如果腿部肌肉僵硬且不能屈曲、膝关节僵硬不能屈伸，通常是骨质增生症、脑卒中后遗症、类风湿关节炎等病症的表现；如果走路时脚步重、有气无力，大腿内侧肌肉消瘦或萎缩，这种情况多半是有生殖功能衰退、性功能障碍等问题……及时发现腿部异常，有利于早期防治疾病。

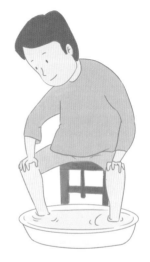

运动
依靠腿部肌肉的带动

运动腿为先。纵使上半身再强壮，整个身体若没有强劲的腿部支撑，也会不堪一击。

腿部肌肉，力量的源泉

人体所有的活动几乎都是由骨骼肌收缩来完成，其强弱直接影响人的力量和耐力。腿部肌群丰富，大部分为骨骼肌，其肌肉总量占全身肌肉的 70% 以上。

腿部肌肉比上肢肌肉粗壮强大，以适应维持人体直立姿势、负重和行走等功能。若腿部无力会使人逐渐失去运动的能力，健康就很难保证，因而也有了"腿太细，不健康"的说法。只有腿部肌肉足够强大，才能协调身体其他部位的肌肉更好地发挥运动能力。

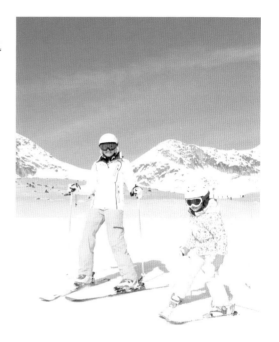

腿部肌肉及其主导的运动

腿部肌群主要分为髋肌群、大腿肌群和小腿肌群。这些肌肉群都是由不同的肌肉组成的，各个肌肉支配的运动如下：

肌群	肌肉名称	运动
髋肌群	髂腰肌	使髋关节前屈和外旋，腿部固定时可使躯干前屈
	臀大肌	后伸并外旋大腿，腿部固定可伸直躯干
	梨状肌	外旋、外展髋关节
	缝匠肌	屈髋和屈膝，并使已屈的膝关节外旋
大腿肌群	股四头肌	是膝关节强有力的伸肌，股直肌还可屈髋
	股二头肌	屈膝、伸髋，小腿外旋
小腿肌群	胫骨前肌	伸踝关节，使足内翻
	比目鱼肌、腓肠肌	屈踝和屈膝，在站立时固定踝关节和膝关节

诸病从寒起，
腿部"首当其冲"

中医认为，绝大部分疾病都是由寒引起的。寒邪可使机体的气血凝滞，是导致疾病的重要原因。而脚离心脏较远，血液供应较少，加之脚的表面脂肪层薄，保温能力差，是人体中易受寒的部位，因此有"诸病从寒起，病从脚下生"之说。

腿脚受寒易生病

腿在人体的下半部，距离心脏较远，血液循环较上身差。一旦腿脚受寒，下肢血液循环变得更差，进而导致关节病甚或心血管病。

中医学也认为："血热则行，得寒则凝。"当身体受寒后，会造成经脉气血运行不畅，甚至阻塞不通，从而引发各种疾病或不适症状。

腿部宜保暖，防寒人健康

如果你经常出现腿脚冰凉，那首先就要考虑保暖，特别要注意腿部、足部的保暖。如果下肢保暖做得好，全身都会觉得暖和。冬天一定要穿棉鞋、保暖内衣，不要穿丝袜；夏天也不要因为热就天天穿短裤，光着脚在屋子里转。有些小孩喜欢光着脚屋里屋外跑，这样对身体健康不利，父母一定要引起注意，不要让孩子腿脚受寒。不要用凉水洗脚，腿部在受到凉水刺激后很容易导致血管舒张功能失调，诱发肢端动脉痉挛、关节炎和风湿病等。所以，就算是在夏天洗脚最好还是用热水。

另外可以适当做些按摩，如揉搓腿部等，以促进血液循环。同时还可以采用食疗的方法，多吃一些含热量较高的食品，如牛羊肉、辣椒、葱、蒜等食品。

让腿脚迅速回暖的小方法

如何让冰凉的腿脚迅速回暖呢？下面这 6 种小方法，简单实用，效果也不错。如果在寒冷的冬天，你经常感觉腿部凉凉的，不妨试试这些方法。

- **原地踏步**

做原地踏步动作，脚落地时稍用力，只需5~10分钟，双脚就会暖和。

- **跳绳**

在室外稍微空旷的地方，跳绳 2~5 分钟，双脚或单脚轮换跳都可以。这是适宜年轻人，特别是女士的暖腿方法。

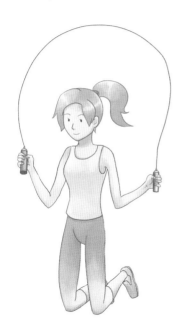

- **慢跑**

在院子里慢跑5~10分钟，跑时留意脚踏地的感觉，双脚即可温暖起来。

- **浴足法**

温水泡脚，边浴足边揉搓按摩，也可以在热水中加少量食盐溶化，既能消炎又能暖腿脚。

- **举腿法**

仰卧，双手置于身体两侧，将两腿缓缓举起，垂直于上身，稍作停留后，再缓缓放下。如此重复数次，不仅可以暖腿，还可减肥。

- **按摩**

脱去鞋袜，蜷坐在床上，两脚掌相对，用双手摩搓脚背以及小腿，然后搓脚心，到温热为止。睡前按摩脚部，更能改善血液循环，起到安神镇静、促进睡眠的作用。

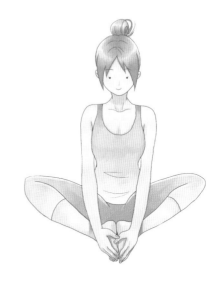

以上 6 种小方法可根据个人情况进行选择。如果你在外面等公交车，最合适你的就是第一种方法了；若是睡觉总感觉腿脚冰凉，不妨试试按摩和浴足法。不管选择哪种方法，只要适合你，你感觉有用就可以了。

"坐断"健康，
椅子上养出的"文明病"

所谓"活动"，其实也意味着活着就是要动的意思。整天坐着不动，看似轻松舒服，其实隐藏着健康危机。

坐得越久，血液循环越差

现在有很多疾病，就是经常久坐不动引起的。研究显示，每天多坐1个小时，心血管疾病的患病率也就增加14%，并且这种负面影响是无法靠之后的运动弥补的。也就是说，长时间坐在办公室里工作的人，就算到了周末假日拼命去做运动，其实对于健康也不会有太大的帮助。

并且，坐着的时候人体的重量会集中在腰部的椎间盘、下肢关节与肌肉上。时间长了，很容易导致腿部血液循环不畅，进而引发多种疾病。当某个部位因长时间受到压迫而感觉疲倦时，身体就会不自觉地往另一边倾倒，伤害日积月累，就会造成如驼背、骨盆歪斜等问题。当然，如果不可避免需要久坐，维持正确的坐姿就十分重要。平时可以让椅子高度在与双膝关节呈90°的位置，并随时提醒自己将两脚平放地面，只坐椅子的三分之二，背部挺直不靠椅背，用腹肌和背肌支撑上半身……注意这些细节，就能让身体少一些负担。

为了健康，别老坐着

如果你每天坐着工作，请牢记：每隔2小时就站起来活动一下，就算只是简单的伸懒腰、原地走几步，对促进腿部血液循环都有帮助。

上班族，尤其是长期坐着工作的人，一定要注意时刻动一动：
◎ 工作1~2小时就起身，随意动动腿脚，活动身体。
◎ 有文件或包裹时，不要相关人员送过来，而是自己起身去取。
◎ 遇事少用内线电话，最好亲自去和同事交流。
◎ 如果可以，选择距离稍远的洗手间，最好可以爬楼梯。
◎ 每隔一段时间就起身，步行去茶水间倒水喝。

健身不动腿，
练了也白练

很多人在健身锻炼时不喜欢去练习腿部肌肉，害怕把腿练粗了穿裤子不好看。其实腿部肌肉训练的重要性与身体其他部位的肌肉锻炼是同等重要的。健身不动腿，等于白忙活。

人体70%的肌肉在下半身，不但是力量最大的肌肉群，更是发挥运动能力的关键肌肉群。不训练腿部肌肉，只训练上半身的话，很容易遇到训练瓶颈。不但体力、体能不会变好，甚至会因为上半身过度发达而造成脊柱侧弯。

臀部肌肉和大腿后侧肌肉训练得好，能使脊柱维持先天的"S"形，所谓的"前凸后翘"。如果你臀部扁平，那表示你的脊柱在比较无力的状态，即使你把上半身练得很壮，脊柱也很难不出问题。

同时，腿部被称为人体的"第二心脏"，如果只训练上半身肌肉，心脏的负担会越来越重。不但容易引发心血管疾病，甚至可能加速身体的老化，会经常处于无精打采、有气无力的状态。

下肢力量相对于上肢力量，绝对不是处于次要地位，而是更重要。当人逐渐走向衰老时，这一重要性会逐渐凸显。下肢关节承受着人体绝大部分的重量，膝关节又是人体负重最大和运动最多的关节。因此，控制体重及训练下肢力量，对于避免运动伤害及保障年老后的生活质量都是至关重要的。

运动健身，
过犹不及

有些人沉迷于锻炼，一天不"动"上一段时间就觉得不对劲。虽说锻炼有益身心健康，但也要适度。凡事过犹不及，如果健身过度的话，反而可能会伤身。

如果运动量、运动强度长期超出自身的承受范围，很容易导致肌肉和骨骼受损，造成持续性损伤。若是体内能量消耗过多，加上一些人身体素质本来就不佳，很容易造成低血糖而引起昏厥。在炎热的夏季，如果运动过量，还有可能造成中

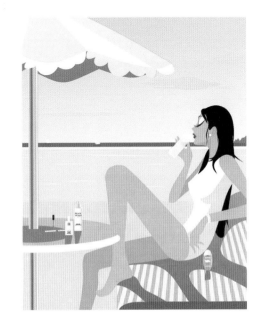

暑，甚至威胁生命。

在运动时一定要记住：训练过度不仅无法让自己更加强壮，反而会变得更弱。

盲目瘦腿
反伤腿

对于每一个女生来说，"美腿"都具有绝对吸引力，谁不想自己的双腿又细又长。不过，不正确的瘦腿方式很容易造成各种健康问题，"瘦腿"千万不能盲目。

误区一：美腿袜可以使双腿更修长

所谓美腿袜，其实就与医学上用于治疗静脉曲张类疾病的"静脉曲张袜"（压力袜）类似。医用的"压力袜"有保健型和治疗型之分，前者压力较小，适合普通穿着，而后者则有严格的压力分级，要根据不同的病情选择不同的级别。但目前市场上热卖的"美腿袜"根本没有明确的压力标示，如果没有静脉曲张类疾病却长期穿着压力过大的袜子，会对腿部浅静脉造成不良影响，严重的还会引起动脉供血不足，出现腿部麻木、腿痛，甚至腿部肌肉萎缩等现象。

tips

如果一定要穿美腿袜，建议一周只穿一次，而且在脱下袜子后一定要做腿部按摩，来恢复腿部的血液循环和代谢功能。

误区二：瘦腿针瘦腿快速又直接

打瘦腿针其实就是注射 A 型肉毒杆菌，主要作用于胆碱能运动神经的末梢，以某种方式拮抗钙离子，干扰乙酰胆碱从运动神经末梢释放，通过暂时抑制支配肌肉运动的神经，使肌细胞不能收缩，从而达到瘦腿的目的。瘦腿针的注射部位就在腿部肌肉上，多数在施针处会出现轻微肿胀与瘀青。而且，打一次瘦腿针的效果只能持续一段时间，如果不继续打，小腿肌肉很容易恢复原状，还有可能造成小腿局部皮肤感觉缺失或者小腿乏力。

如果要打瘦腿针，一定要避免大剂量注射，而且要选择正规医疗机构，并在无菌手术室内进行。

误区三：运动越剧烈瘦腿效果越好

不要以为汗流得越多，运动得越剧烈，就可以起到更好的减肥瘦身效果。相反，剧烈的运动不但会使身体感到难受，还会加重肌肉以及各器官的负担。强度较大的运动一般都是无氧运动，会使小腿肌肉越来越粗壮。例如，短跑一般都是前脚掌着地，这样跑得更快，同时也需要强有力的小腿肌肉。因此，你会发现短跑运动员小腿都粗。

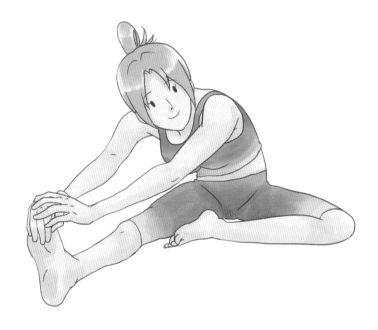

tips

运动瘦腿，应该采取强度低、有节奏、持续时间较长的有氧运动，比如慢跑、骑自行车等。每次运动之后不妨休息一下，为自己的腿部做做按摩，以促进血液循环。

瘦腿与美腿秘诀

①	能走不要坐 →	腿部更结实修长——要多走动，不要久站、久坐、久蹲，以免造成下肢血液循环不畅。
②	能直不要弯 →	腿形优美——坐时脊背与椅子的靠背平行，背部肌肉放松，腿形自然优美。
③	能睡不要熬 →	加快新陈代谢——应保证每天 8 小时的优质睡眠时间，帮助身体排毒和消除水肿。
④	能硬不要软 →	让骨盆不歪斜——寝具太过柔软，睡久了会导致骨盆歪斜，让骨骼形状改变。
⑤	能瘦不要胖 →	控制脂肪摄入——多补充优质蛋白质，少食肥肉；多补钙、补钾，少摄糖、摄盐。

"二郎腿"，
影响血运又伤骨

在日常生活中，经常会看到一些人喜欢跷着"二郎腿"。从健康的角度而言，这种习惯并不值得提倡，因为长期这样可能"跷"出一些疾病来。

下肢静脉曲张

跷"二郎腿"时，膝关节会受到一定的压迫，从而让自己的下肢血液循环受到影响。如果双腿长时间保持一个姿势不动，血液运行就会受阻，容易引发腿部静脉曲张或栓塞，严重时甚至会出现腿部青筋暴突、溃疡、静脉炎、神经痛等。一些人还会因腓总神经长时间受压缺血，导致运动和感觉功能受损，出现下肢麻木、酸痛，甚至突然不能行走等情况。

诱发心脑血管病

跷"二郎腿"会导致人体血液运行不畅，使回流至心脏和大脑的血液量减少或运行速度减慢。这种情况会影响大脑和心脏功能，也容易诱发高血压、心脏病等。尤其是患有心脑血管病的老年人，更应警惕。糖尿病患者因为血液循环功能差，久跷"二郎腿"，还可能导致病情加重。

脊柱变形和腰背痛

正常脊柱从侧面看应呈"S"形，这种生理弧度有助于支撑人体骨架。经常跷"二郎腿"，脊柱有可能变成弧形（"C"字形），造成腰椎与胸椎压力分布不均，引起脊柱变形，有的甚至会造成腰椎间盘突出，导致慢性腰背痛。处于生长发育期的青少年如果经常跷"二郎腿"，容易形成驼背和脊柱弯曲。

影响精子生成

对于男性朋友而言，睾丸维持相对偏低的温度，有助于精子生成。如果睾丸温度过高，则会阻碍精子生成，影响存活。跷"二郎腿"时，下身因双腿叠压不透气，生殖器官周围的温度会升高。特别是在夏季，男性下身若是潮闷不透气，就可能导致精子质量下降，进而影响生育。

加重前列腺疾病

前列腺肥大的患者，长时间跷"二郎腿"会压迫盆底肌肉，使增生的前列腺向尿道扩张，从而压迫尿道，造成排尿困难，严重者可导致尿潴留。跷"二郎腿"还会影响前列腺局部的微循环，使前列腺腺管排泄不畅，加重慢性前列腺炎。

引起阴道炎等妇科病

女性跷"二郎腿"也会导致局部温度升高，这样在会阴处形成温暖潮湿的环境，可引起致病菌大量繁殖，从而引起外阴炎或者阴道炎。如果病原体上行并扩散，有可能影响整个盆腔。久跷"二郎腿"，还容易造成盆腔内血液循环不畅，有痛经史者，经常跷"二郎腿"还可能加重痛经。

长期久坐的人，或是患有上述疾病的人，更应少跷，最好不跷"二郎腿"。或许这个习惯一时很难改变，但我们也要有意识地控制跷腿的时间，切忌两腿交叉过紧，过几分钟应该变换一种坐姿，或一段时间后就站起来多走动一下。

二

腿部信息反映健康问题

请当心
腿部老化的讯息

　　俗话说："树老根先枯，人老腿先衰。"如果把身体比作一台机器，腿就是提供动力的马达。马达不灵了，机器便会老化、运转不良。腿部的衰老可能很早就表现出来了，如果出现以下症状，就要引起注意了。

◎　腿脚没有原来灵活了，稍微多走点路，就像腿被灌满铅，行动困难，上楼梯也越来越费劲。

◎　干点儿活就腰酸腿疼，只要站的时间一长也觉得腰酸腿疼。咳嗽时，腿还有放射性疼痛。

◎　走路速度越来越慢，偶尔走快点，会觉得腿脚不听使唤，过后会连续酸痛好几天。

◎　双腿一侧发凉，即使夏天小腿也感觉凉飕飕的，有时还觉得从臀部到脚后跟，中间一条线都是凉凉的。

◎　抽筋次数增多，甚至出现足跟疼痛。

◎　腿部肿胀，在久坐或久站后有浮肿，经休息后也未有明显改善。

◎　腿部静脉曲张，腿上的血管突然非常清晰，弯弯曲曲像蛇一样。

◎　髋关节、膝关节疼痛，在下楼梯、蹲下或跳跃时出现不适，关节甚至有摩擦磨损、卡住动不了的感觉。

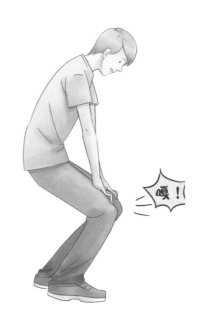

走路姿势
透露健康问题

走路时的最佳姿势应该是头微昂，颈正直，双目平视前方，胸部自然上挺，腰部挺直，收小腹，臀部略向后突，后蹬着力点侧重在跖趾关节内侧。

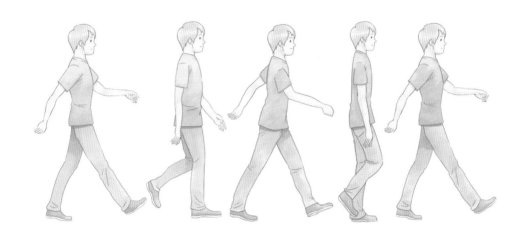

但每个人有着自己独有的步态和走路习惯，这些步态中可能透露出一些有关健康的秘密……

走路速度很慢、步幅小

健康预警：骨骼退化，加速老化

生活中不难发现，长寿老人几乎都步履稳健、行走如风。走路速度特别慢的人，寿命可能偏短，这一点在70岁以上的老年人群中表现得相对明显。如果走路步幅也特别小，则可能是"膝盖骨"的移动能力或者臀部的伸展能力受到限制。

走路时手臂固定不动

健康预警：后背可能存在健康问题

一般情况下，走路迈左腿时，脊柱会向右旋转，右臂也会随之摆动。如果在行走时手臂不摇摆，可能是后背的移动性受到了限制，比如后背损伤疼痛。

走路时脚掌先着地

健康预警：椎间盘突出或脑卒中先兆

一般人迈步时，脚后跟会先接触地面。如果走路时脚掌先着地，大多是因为其肌肉控制能力较弱。这可能是神经受压迫引起肌肉神经功能受损导致的，常见于脑卒中先兆或椎间盘突出。

罗圈腿

健康预警：骨关节炎

生活中有高达85%的人患有这种骨科疾病。罗圈腿大多是由于骨骼损耗引起的，与膝关节炎有关。如果情况严重，可通过支架进行纠正。

内八字

健康预警：风湿性关节炎

医学上称"内八字"为膝外翻或足外翻，表现为小腿不能伸直，并向外侧弯曲。研究表明，在风湿性关节炎患者中有85%的人会表现出走路呈"内八字"的特征。

踮着脚尖走路

健康预警：大脑可能有损伤

走路时喜欢踮着双脚尖的人，容易肌肉紧张。当脊柱或大脑受到损伤时，也会出现这种情况。很多刚学会走路的小孩会出现这种步态，如果只是暂时性的不需要担心，但若一直如此应引起重视，及时带孩子去医院进行检查。

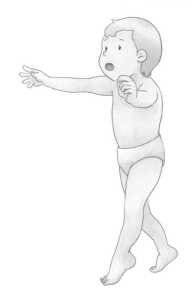

小腿又硬又冰常抽筋，
透露多种健康问题

如果小腿经常感觉僵硬、冰冷，还伴有抽筋的现象，这时你需要引起重视，这可能是某些疾病的前兆。

你是否有以下这些情况：
◎ 双腿越来越不灵活，偶尔动一下就感觉很困难。
◎ 即使是夏天，腿脚都冰冷得像冰棒。
◎ 偶尔多走几步路、上下楼梯时，膝关节都酸痛无比。
◎ 夜晚睡觉时经常腿抽筋，夜不能寐。

经常出现这些问题，当心，可能是疾病的征兆。

一般随着年龄增长或活动量变少，腿部血液循环不足，可能会出现腿部冰冷的情况。除此之外，下肢动脉硬化、血糖高、腰椎间盘突出、风湿病、自主神经功能紊乱等也会引起腿部冰冷。

如果你经常感觉腿部僵硬，或是腿抽筋，可能与下面的原因有关：身体里的水分和盐分流失过多，造成电解质紊乱；每日饮食中镁、钙等矿物质的摄入量不足；有甲状腺功能减退症、尿毒症、运动神经元疾病、脊髓神经根病变等，或者服用了某些降血压及降血脂的药物；身体的某个部位出现循环不畅，引起周围血管病变，例如腿部静脉曲张、深静脉血栓；长时间睡觉时保持一种姿势，使腿部静脉受压，血液回流受阻，造成血流淤滞，时间长了会引起腿部肌肉痉挛。如果通过调整生活状态或采取运动方法仍然无法改善小腿冰凉、僵硬、抽筋等症状，你就应该引起注意，并及时就医。

经常腿脚麻木，
需警惕腰椎间盘突出

我们在日常生活中经常会出现腿脚麻木的情况，比如久坐、挤压等，使下肢动静脉受压，出现短暂性麻木，稍加活动就可缓解，属于正常现象，不在此篇讨论的范畴。这里要讨论的腿脚麻木主要表现为麻木的同时偶尔还伴有疼痛感，并且会感到四肢无力，严重者甚至出现全身麻木。这多与坐骨神经或股神经炎症、神经受压（腰椎间盘突出症）有关。糖尿病所致的末梢神经炎也可发生腿脚麻木，高血压、高血脂患者也容易腿脚麻木。

一般来说，腰痛是腰椎间盘突出症患者最常见的症状，但其实很多老患者的腿部症状往往比腰部更严重，这种情况往往预示着病情的演变和加重，千万不能掉以轻心。腰椎间盘突出症患者的腿脚发麻无力，是突出的椎间盘压迫了神经，若拖延下去，可能导致下肢麻木、肌力下降，甚至可能连腿都抬不起来。

关节痛，
警惕痛风

痛风是由嘌呤代谢紊乱所导致的疾病。在嘌呤的代谢过程中，由于各种因素造成的代谢紊乱，使尿酸的合成增加或排出减少，引起或加重痛风。

当血尿酸浓度过高时，尿酸即以钠盐的形式沉积在关节、皮下和肾脏中，引起组织异物炎症反应。痛风的症状表现一般都会出现在关节处，在急性发作期，踝关节或趾骨间关节处红、肿、热、痛，且伴随发热症状。典型发作者，睡前状态良好，午夜痛醒，起病较急，状如刀割和咬噬。痛风慢性期，可在脚踝、足趾等处出现痛风石，以及持续性关节疼痛。如果在膝关节、踝关

节、趾骨间关节处反复出现红肿剧痛，并伴发热、头痛、恶心等症状时应考虑为痛风。

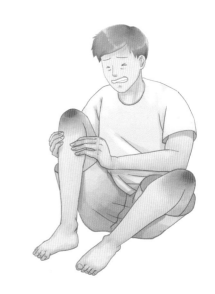

膝关节经常感觉寒凉、疼痛，
小心关节炎

我们的日常活动离不开膝关节，正因为它承载了太多的运动任务，所以也成了最易出现问题的部位。如果膝关节经常感觉寒凉、疼痛，就要小心关节炎。

膝关节炎是一种非常普遍的疾病，60岁以上的人群患病率达50%。具体表现为膝关

节疼痛，酸软无力，并伴有明显的关节肿胀、发热及下蹲困难等。

膝关节周围缺乏肌肉包裹，较为敏感，容易受到伤害。随着年龄的增长和膝关节活动次数的增多，膝关节表面软骨细胞的增生能力会越来越差，再加上关节受寒、血管收缩、供血减少、营养缺乏等原因，使得膝关节表面软骨加速退化，不能有效分散关节表面承受的压力。当压力集中于一点并刺激软骨时，就会产生疼痛感。

因此，中老年人要特别注意膝关节的保暖，气温骤降时最好穿着棉裤，并佩戴护膝。运动要适度，并尽量减少爬山、骑自行车等运动。若出现关节疼痛、肿胀等症状，应及时就诊。

双腿常水肿，
可能是病理性的

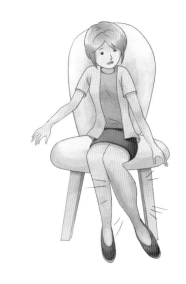

腿部肿胀是常见的一种症状，如果是久站或久坐引起的腿部轻微浮肿，是正常现象。如果腿肿伴随着一些病理表现，如头晕、胸痛等症状，特别是突发性水肿，或是慢性加重的水肿，很可能与某些疾病有关，如肝肾疾病、心力衰竭、营养不良、淋巴结炎、静脉曲张和血栓等。当腿部出现肿胀并伴随着疼痛等不适，特别是一侧肢体的突然肿胀、疼痛，行走时疼痛加剧，就需要警惕是静脉栓塞引起的水肿了。

人体的下肢静脉很多，其中静脉瓣膜，相当于一个单项的阀门，让下肢静脉的血液只能往上流，而不能倒流。一旦下肢静脉形成血栓，便会破坏静脉瓣膜，导致血液不能正常回到心脏，淤滞在腿部，进而导致腿部肿胀。

运动性腿痛，
当心周围血管病

运动性腿痛能由动脉供血不足所致，医学上将这种疼痛称为"间歇性跛行"。整个下肢均可发生运动性疼痛，但多见于腓肠肌。运动性腿痛是周围血管病的前兆，患有这种病的患者，脚趾和小腿部位会产生灼烧感和麻木感，还会引发神经系统疾病。有运动性腿痛的人群应及时观察自己的腿脚是否有冰凉的情况，摸摸自己的足背动脉或腘动脉搏动是否减弱或消失，触压脚背或脚趾后放开，观察末梢毛细血管是快速充盈，还是延迟充盈。对于有运动性腿痛的患者，特别是多年的糖尿病患者，如果有上述症状，应引起警惕和高度重视，必要时到血管外科就诊。另外，如果患了运动性腿痛，早期应首选调整生活方式，中、晚期患者可通过药物治疗而获得成效。

"腿龄"自测，
检视健康

腿龄，是指人体腿部的健康指数，其主要衡量指标是腿部的肌肉力量。而腿部肌肉力量是人体力量的源泉，一旦腿部肌肉力量衰退，也意味着人体力量的衰退。通过"腿龄"测试也可以直观了解身体健康状况。我们一起来测测吧。

女性可通过平卧举腿的方式测试腿部力量。方法是：平躺在床上，双腿伸直并拢后抬起，与床面呈45°再放下。每分钟30次以上为优秀，10次则急需加强锻炼。

男性可通过纵跳摸高测试腿龄，即先测原地站立摸高的高度，然后再测用力跳起后摸高的值。如果两者高度差在40cm以上，说明下肢肌肉爆发力强；如果不足10cm则提示下肢肌肉已老化。

另外，对于老年人而言，可以从走路的距离和速度判断腿部的健康状况。

每次走的距离越长，速度越快，走得越轻松，那么人的衰老速度就越慢，身体也更健康。如果60~70岁的老人一次可步行约700m，71~80岁的老人一次可步行约400m，就说明其健康状况良好。若10分钟走600米以上，说明腿脚灵便，人不衰老；若10分钟步行250m以下，为速度太慢。另外，若快走之后腿脚会连续酸痛好几天，提示可能有腿部肌肉萎缩。

腿部出问题，
一般从膝关节开始

人老先从腿老起，腿老又先从膝关节开始。

膝关节不是身体中最常受伤的部位，却是最薄弱的关节。它属于铰链关节，是我们身上少数几个只能往一个方向运动的关节。同时，膝关节又是人体最大的承重关节，正常人的膝关节平均可承重35kg。承受的重量越多，关节软骨磨损的概率也越大，肌腱越容易受伤，所以膝关节就会慢慢退化，出现疼痛等现象。

有些人活动不足或已有退行性关节炎，肌肉和膝关节都很脆弱，一时运动过量，如爬山爬太久，就很容易引起腰部及膝关节疼痛。有些人运动过量，加上休息不够，慢慢会累积一些运动伤害，造成各种膝关节问题。而且"膝盖骨"本身没有血液和淋巴液供应，所以损伤后恢复很慢。膝关节不能锻炼，我们平时只能通过加强腿部肌肉的力量来减轻膝关节的负担。

腿不动，
肌肉容易萎缩

如果你的右腿打上石膏，那么过段时间拆完石膏后你就会发现，自己的右腿比左腿瘦了一圈。这是因为你的右腿在这期间没有运动而导致了肌肉萎缩。

人体的肌肉每时每刻都在进行细胞更新代谢，若腿不动或运动不足，身体的新陈代谢变慢，肌肉减少舒缩，就会失去力量，变得虚弱，进而萎缩。

肌肉失去力量	肌肉萎缩	钙质流失
一个人若一周不锻炼，他的肌肉就会失去原始力量的 1/8，肌肉不但会变得虚弱，还会变得"松垮"。	肌肉长期缺乏应有的活动和锻炼，导致肌细胞失活，舒缩乏力，肌肉组织储氧量降低，从而产生一系列代谢障碍，甚至肌肉萎缩。	研究显示，当你一周不运动，体内钙质就会流失 1.54g，而且无法通过单纯摄取钙质来弥补这种损失。

万丈高楼从地起，腿活才是追求的重点

活动双腿，
能远离 70% 的疾病

怎样才能让自己保持健康？答案就是要多锻炼，尤其是双腿的锻炼。

双腿承载着协助身体各项功能运作的重要任务，腿不动，就会出现体力变差、容易疲倦等症状，随之而来的是高血压、心脏病、糖尿病、肥胖症、高脂血症、痛风、癌症等疾病。因此，想要身体健康，一定要多活动双腿。就算只是简单的走路，只要长期坚持，就能起到很好的锻炼效果，疾病也会渐渐远离。

活动双腿能锻炼人体70%的肌肉

腿部肌肉占人体肌肉的70%，经常活动双腿能充分调动全身肌肉，快速提升体力、增强体能，让你整天都精神饱满，活力充沛。

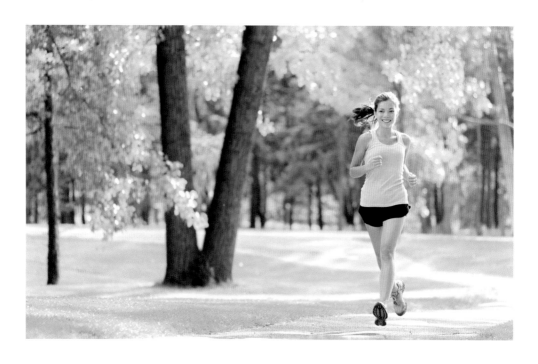

协调全身肌肉

训练腿部肌肉是健身之本，在练腿时，能协调和带动全身肌肉的运动，有助于增强全身的肌肉力量。

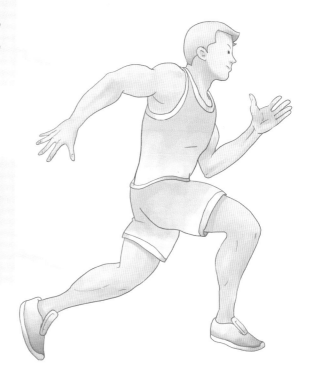

腿是全身力量的源泉

一个人力量的大小主要取决于腿部力量，强壮腿部能增进下肢力量，支撑上半身的活动。

促进代谢、加速燃脂

腿部运动能消耗更多热量，提升燃脂的效率，降低脂肪比例。

提高运动表现

大部分运动都对下肢有着很高的要求，不管是跑、跳，还是踢，拥有强壮的双腿，就能拥有更多优势。

双腿勤活动，疾病远离你

丹麦哥本哈根大学一项研究显示，无论年轻人，还是老年人，只要两个星期不动，腿部肌肉力量会削弱三分之一。即使之后再接受训练，也需要很长时间才能恢复。长时间不运动，还会造成骨骼中钙的流失。所以，平时应积极主动地运动，以避免上述情况的发生，并助你远离疾病。

具体而言，经常活动双腿可以达到什么效果呢？

● **改善并预防心脏疾病**

研究显示，一周内能步行3小时以上的人，患心脏病的概率会大大降低。对心脏病患者实施腿部肌肉训练，有助于减少心血管负担，促进康复。

● **改善并预防糖尿病**

腿部运动可以促进肌细胞内葡萄糖运输蛋白的活性，加强肌细胞对血液中糖分的吸收，使血糖值下降，对预防和改善糖尿病很有助益。

● **降低血液中脂肪含量**

持续的腿部运动可以有效减少低密度脂蛋白胆固醇含量，增加高密度脂蛋白胆固醇含量，进而预防和改善肥胖、动脉粥样硬化、高脂血症等疾病。

● **降低血压**

经常活动双腿可以促进微循环，来自毛细血管的阻力随之减低，进而减少了血压上升的机会。

● **维持骨骼健康**

腿部运动不仅能够锻炼肌肉，还能够保持骨骼健康。中老年人常见的骨质疏松症、骨关节病、腰椎间盘突出症等都能够得到有效改善。

● **预防老年痴呆症**

研究显示，每天能够步行30分钟以上，就会使全身的血液循环流畅起来，对提升记忆力和专注力大有帮助，可以预防老年痴呆症。

● **减轻忧郁**

运动可以促进新陈代谢，增强心肺和神经系统功能，放松心情，进而改善忧郁状态，利于稳定情绪。

● **预防多种癌症**

经常走路能够减少患直肠癌的风险。如果一周内能够运动7小时以上，那么患乳腺癌、卵巢癌、前列腺癌的概率也会大大降低。

活动双腿
可增加骨量

骨量是骨骼健康的重要指标，骨量的增加对促进青少年骨骼生长，预防中老年骨质疏松症都有着不可估量的作用。适宜强度的运动，尤其是腿部运动能够增加骨量。

骨量是骨骼健康的重要指标

骨量是指单位体积内骨组织中骨矿物质（钙、磷等）和骨基质（骨胶原、蛋白质、无机盐等）含量，是评价骨骼是否健康的重要指标。

人体骨量的增长经过婴儿期、儿童期和青春期，到成人期达到峰值骨量。进入老年期后，骨量开始逐渐减少，当减少到一定水平即可发展为骨质疏松症。成人峰值骨量每增加5％，骨质疏松性骨折发生的危险性就降低40％。成人骨密度每减少一个标准差，发生骨折的危险性就增加一倍。在生长发育期使骨量最大化和减缓老年期骨量的丢失速度，是预防骨质疏松症的主要策略。

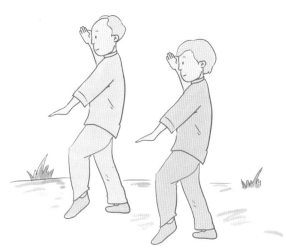

腿部运动能够增加骨量和骨密度

骨在人体生长发育阶段乃至成年后到老年时期，都处在一个动态变化的过程中，它能对人体内外的各种刺激做出相应的反应，而其中非常重要的一个刺激因素就是骨骼所受的机械载荷（重力作用对骨骼的负荷，平时锻炼对骨骼产生的机械力等）。

当骨骼受到较大的机械载荷，比如运动，为了抵抗骨折，骨量就会增加，骨骼变得强壮。在卧床的情况下，骨骼受的机械载荷变小，骨骼不需要变强壮，骨量就会丢失，出现骨质疏松。应变机械载荷是构建与重塑骨骼的基本动因，骨骼的结构和质量会因适应机械因素而发生相应的变化。

腿部运动是其他一切运动的基础，平时有意识地增加腿部运动，可以有效增加对骨骼的机械刺激，进而增加骨量，预防骨质疏松症和骨折。

适度活动，
改善腿脚冰凉的不二选择

无论什么季节，总感觉腿凉、脚凉，夏秋时节还好，一到冬季就倍感难熬。这种情况下不妨多动动腿脚，只有全身气血运行顺畅，肢体才会真正暖起来。

中医认为，腿脚容易冰冷、麻木，多属阳虚，气血不足，温煦失职。现代医学认为，腿脚距离心脏较远，容易造成血液回流不畅，引起血液供给不足，从而导致腿脚冰凉，尤其在寒冷时节更为明显。对此，不妨多运动。

不过，腿脚冰凉的人群一般体质较为虚弱，因此运动要适度。应选择能让身体充分发热但又不会造成喘不过气来的表现，并能适度锻炼肌肉的有氧运动，如慢跑、跳绳、腿部体操等，对改善虚弱体质、强化体温调节能力十分有效。平时可以多做腿部和脚部的按摩，来疏通全身经脉。

另外，还可以在每天早晨起床的时候，敲打敲打胆经（大腿外侧），这样可以振奋阳气。肾经和膀胱经也在腿上，经常推拿这两条经络，可以起到强肾固腰，补足先天之本的作用。

如果进行腿部按摩，可以从大腿内侧开始。因为大腿内侧都是阴经，阴经主血。然后再按揉血海、三阴交这两个穴位，调节阴血。

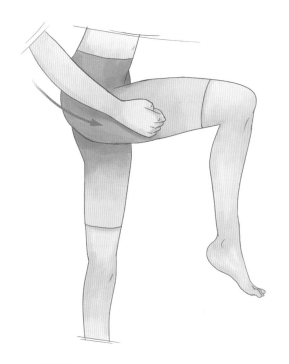

敲打胆经。双手握空拳，从股骨外侧一直敲到髌骨外侧，力度适中，时长为 2~3 分钟，频率为每分钟 100 次左右。

活动双腿
能缓解肩部和腰部的疼痛

很多办公室人士因为要对着电脑久坐，加上坐姿不对，长期下来，肩膀及腰背的肌肉变得僵硬，出现诸如颈椎、肩颈、背部等疼痛的现象。

实际上多数颈肩腰腿痛是软组织损伤所致，尤其是"静力性损伤"或"姿势性损伤"所占比例越来越多。这时需要进行一些简单的腿部活动，让全身血液循环通畅，让身体伸展开来，疼痛的症状就会消除。而且多活动双腿，强化腿部肌肉，可以减轻骨骼和关节的负担，提升脊柱周边的支撑力，缓解因外部的冲撞或来自体重本身的负荷所造成的压力，避免脊柱磨损，进而使腰部的疼痛减轻，甚至解除疼痛。

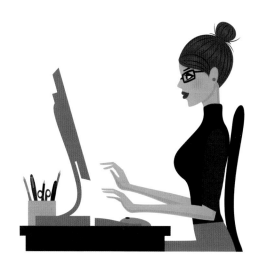

改善平衡，
防止意外跌倒

平衡能力反映了身体前庭器官、肌肉、关节在内的本体感受器对不同类别刺激的协调能力。平衡力好的人，身体协调性和反应能力都更强。锻炼平衡能力能加强对身体的控制能力，强化身体的平衡感，防止摔跤。

研究表明，65 岁及以上的老年人中，每年都有超过 1/3 的人群发生意外跌倒。如果平时多活动腿部，可以锻炼全身肌肉力量，改善人体平衡力，防止意外跌倒。

腿部担负着稳定重心、传导力量等重任，是身体整体发力的主要环节，在上下肢的活动中起着枢纽作用。强有力的腿部肌肉，对运动中的身体姿势、运动技能和专项技术动作起着稳定和支持的作用。通过腿部运动锻炼平衡力的方法有很多，比如倒走、走"猫步"、单腿站立等。

增加腿部活动，
增强免疫力

　　长期规律的腿部活动可以增强免疫力，防止疾病侵袭。

　　免疫力其实就是人体自身的防御疾病侵袭的能力，是人体识别和消灭外来病毒、细菌，修复并清理损伤、衰老、死亡、变性的细胞的能力。免疫力分为先天免疫和获得性免疫。前者是人一生下来就存在的，后者主要通过后天获得和强化。

　　免疫力会随着年龄、体质等的变化而变化。免疫力一旦遭到破坏，人就容易生病。长期坚持有规律的运动，尤其是腿部运动，促进全身血液循环，增强身体免疫力，可起到防病、抗感染的作用。

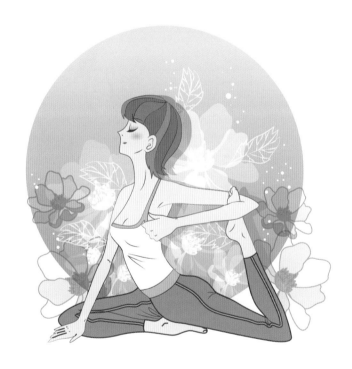

tips

　　在锻炼时一定要适度、循序渐进和坚持到底，避免锻炼间隔时间太长或强度太大。在人体过度疲劳、休息不足时不应强迫锻炼，否则不仅达不到锻炼效果，反而会造成免疫力下降。

加强腿部锻炼，
延缓衰老

在大部分人眼里，步态稳健，行走如飞，被视为健康的标志；步履蹒跚，行动迟缓，则是衰老的表现。因而，人们常把练"腿劲"作为一种养生保健的方法。

腿有劲才会"老得慢"

肌肉功能的衰退意味着生命力的衰退。四肢的肌肉特别是腿部的肌肉是否结实，是衡量老年人是否健康、长寿的首要标志。人到中年以后，骨质逐渐疏松，全身的肌肉就开始变得松弛。腿部的肌肉同样在走"下坡路"，如肌细胞数量减少，水分相对不足，形态"干瘪"，缺乏原有的弹性及韧性。

腿部肌肉的日渐退化，是生命进程中的自然规律，不可抗拒。不过，只要加强腿部的运动和锻炼，便可以延缓衰老的进程。

多运动，缓解腿部衰老

延缓腿部肌肉衰老的妙方就是多做下肢运动，具体做法多种多样。例如，散步或快走就是非常适宜中老年人的运动方式。

散步，关键就在一个"散"字，听任双脚漫步，从容不迫地缓慢前行，无拘无束，自由自在，身心都能得到放松。而快走则重在调身，主在调节呼吸、心跳中枢及肌肉的力量。因此，要注意行走的速度及时间，如果散步与快走相结合，调节身心，对防治"人老先老腿"的情况大有益处。

此外，其他运动形式或经常参与一些劳动也非常重要。人们在运动或劳动时，可使腿部肌肉得到锻炼。例如，做柔和的体操、打太极拳、做一些力所能及的家务等。只要身体得到运动，对防治疾病、延缓衰老都有积极作用。

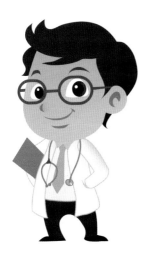

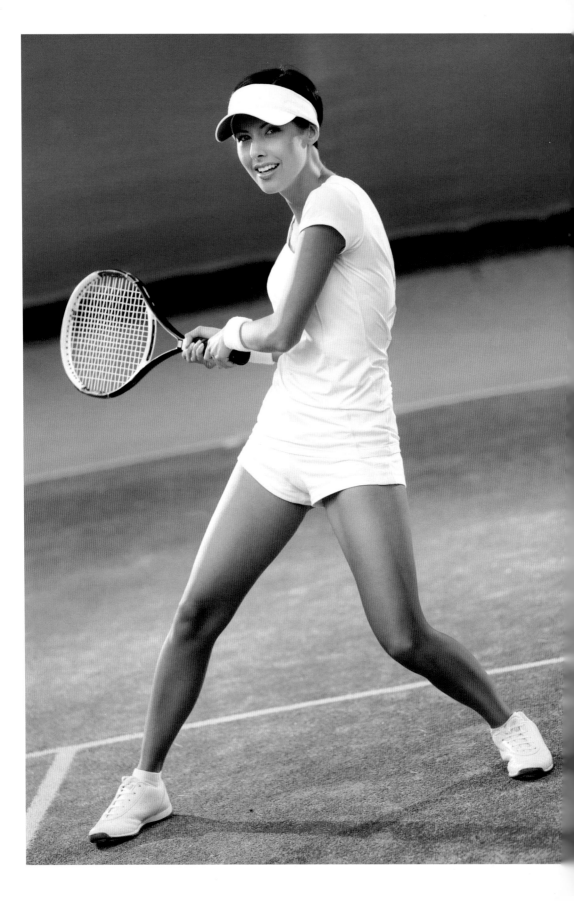

PART 2

动起来
——唤醒双腿的活力

如何通过简单有效的运动方法既达到训练腿部力量的目的，又能通过运动预防和改善相关病症，是本章重点讨论的。为此，我们从"动腿"出发，介绍多种简单易做的腿部运动，帮您达到唤醒双腿活力，保持健康体态的效果。

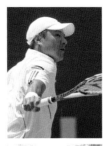
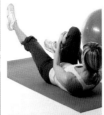
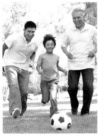
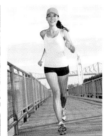

运动，提升生命的质量

运动不足
是现代人普遍存在的问题

　　除了上班下班，剩下的时间几乎不想动，不是窝在沙发上看电视，就是蜷缩在电脑前打游戏。运动量严重不足已经是现代人的通病，随之而来的就是体能的下降。

运动不足的危害

危害一
使胸腔血液不足，导致人的心肺功能进一步下降。

危害二
长期不运动会引发全身肌肉酸痛、脖子僵硬和头痛头晕。

危害三
使全身血容量减少，心脏功能减弱，加重中老年人的心脏病。

危害四
容易引起肠胃蠕动减慢，消化腺分泌消化液减少，出现食欲减退、消化不良等症状。

危害五
导致心理压抑，肝火旺盛，爱发无名之火，精神状态欠佳。

危害六
使脑部供血不足，加重乏力、失眠、记忆力减退等症状，增加患老年痴呆症的可能性。

坚持运动，让生命充满活力

　　人的体能是和运动息息相关的。理想的运动频率是每周3次，每次20分钟以上，或者每周做2次运动，每次1个小时。

　　以上只是单纯的运动时间，在实际运动中，人们往往会耗费更多的时间来从事这一活动。例如，在健身房里运动1个小时，来回至少要10分钟，沐浴、伸展热身又得耗费1个小时，做一次运动所需的时间远超真正的"运动时间"。作为上班族，除去睡眠时间，一般从每天下午6点至10点有4个小时空闲，除去下班和吃饭的时间，还有3个小时能用来做运动。

　　在生活节奏比较快的情况下，上班族想要保持充足的运动，又不影响工作和生活，首先需坚定运动的决心，其次要制订周详的运动计划，且保证每次严格执行。

根据环境和体质
制订自己的腿部活动计划

大部分的有氧运动都是建立在腿部运动基础上的，比如慢跑、爬山、跳绳、爬楼梯、骑自行车等。个人的体质不同适宜的运动方式及运动强度也不同，为避免运动损伤，需根据个人所处的环境、个人的体质来制订腿部活动计划。

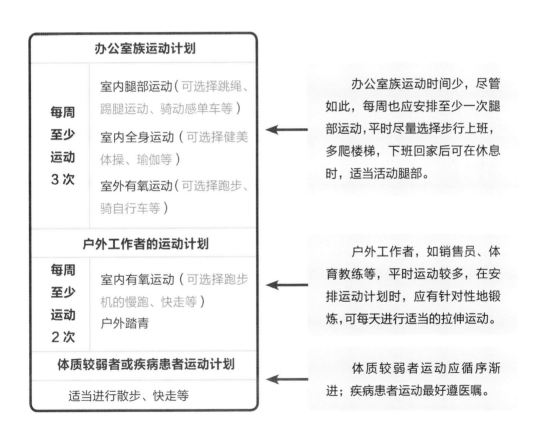

办公室族运动计划	
每周至少运动3次	室内腿部运动（可选择跳绳、踢腿运动、骑动感单车等） 室内全身运动（可选择健美体操、瑜伽等） 室外有氧运动（可选择跑步、骑自行车等）
户外工作者的运动计划	
每周至少运动2次	室内有氧运动（可选择跑步机的慢跑、快走等） 户外踏青
体质较弱者或疾病患者运动计划	
适当进行散步、快走等	

办公室族运动时间少，尽管如此，每周也应安排至少一次腿部运动，平时尽量选择步行上班，多爬楼梯，下班回家后可在休息时，适当活动腿部。

户外工作者，如销售员、体育教练等，平时运动较多，在安排运动计划时，应有针对性地锻炼，可每天进行适当的拉伸运动。

体质较弱者运动应循序渐进；疾病患者运动最好遵医嘱。

在制订运动计划时，要充分考虑可操作性和便于长期坚持这两个方面。此外，性别、年龄、体型、体力、运动习惯、运动经验、爱好等都要考虑到。

谨防运动不当
造成的腿部损伤

为了身体健康需时常进行运动锻炼，但在运动中造成的损伤是很难避免的。为减少伤害，在进行腿部运动时应小心谨慎，并学会正确处理损伤。

运动损伤发生的原因

造成腿部运动损伤的因素很多，比如缺乏安全意识、准备活动不足、运动过度等。在进行锻炼时应有适当的保护措施，减少受伤的可能性。

缺乏安全意识

运动者对预防运动损伤的意识不足，或者存在一些片面的认识，如"运动损伤难免""运动损伤不过是些小伤小病，关系不大"，甚至将预防运动损伤的科学态度与勇敢、顽强、拼搏的体育精神对立起来。因此，在运动中未能积极地采取有效的预防措施。

另外，不少男性在运动中好胜心强，好奇心大，常盲目、冒失地选择力所不能及的动作，导致运动损伤。一些女性在体育运动中胆小、畏难，做动作时恐惧、犹豫、紧张，这些心理因素也是造成运动损伤的原因。

准备活动不足

在没有做准备活动的情况下进行锻炼，躯干和四肢可以在20~30秒内发挥出较大的工作效率，而内脏器官则需2~3分钟才能发挥较大的工作效率。内脏器官的功能不能适应肌肉运动的要求，不仅影响运动表现，而且还会出现头晕、恶心、呕吐，甚至会出现休克的现象。因此，不做准备活动就进行运动其潜在的危险是非常大的。

不论进行哪种腿部运动，充分的准备活动是保证运动中不受损伤的前提。

运动过度

实践证明，一次或长期过度锻炼后，体能会明显下降，动作的协调性、准确性会明显变差，还会增加受伤和慢性疼痛的概率，加速身体老化。

想要知道腿部运动是否适度，主要以运动完后腿部不感觉酸痛难耐为参考。为避免运动过度，运动量应根据自己的体能来衡量，并把握循序渐进的原则。

运动中腿脚易受伤的部位

　　膝关节、胫骨、脚踝、跟腱等部位活动量大，受伤概率也相对大一些。例如，在跑步、骑自行车、踢足球时容易造成膝关节损伤；而运动强度增加过快、硬地跑步时，则易损伤胫骨。

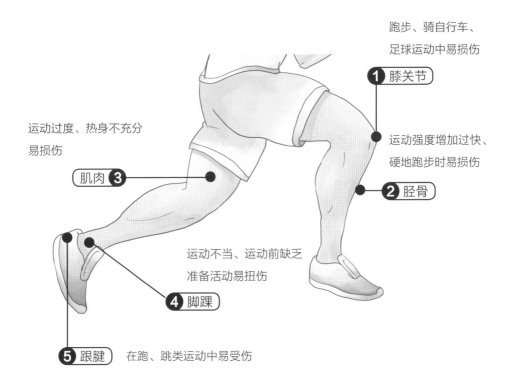

跑步、骑自行车、足球运动中易损伤

❶ 膝关节

运动强度增加过快、硬地跑步时易损伤

❷ 胫骨

运动过度、热身不充分易损伤

肌肉 ❸

运动不当、运动前缺乏准备活动易扭伤

❹ 脚踝

❺ 跟腱　在跑、跳类运动中易受伤

做好充足准备，减少运动损伤

　　准备活动不但可以提高中枢神经系统的兴奋性，使反应速度加快，而且能提高肌肉的收缩性，提高肌肉的工作效率。同时，还能提高运动系统的功能，增强韧带的弹性，使关节腔内的滑液增多，防止肌肉和关节的损伤。

　　因此，在运动前请先做好热身准备，并注意以下几点：

◎　运动前至少进行15分钟以上的拉伸训练。
◎　平时应加强易受伤部位的肌肉力量练习。
◎　不断改进运动技巧。
◎　选择合适的运动场所，预防意外损伤的发生。

通过腿部运动改善病症，
需针对性进行

腿部运动有利于预防和治疗疾病，尤其是一些慢性病以及老年性疾病，如高血压、高脂血症、糖尿病、骨质疏松等病症。但各种疾病的症状表现不一样，患者应有针对性地进行。

有针对性地选择腿部运动

一般来说，中老年人不宜选择以力量型为主的运动项目，而应选择以提高机体的耐力、柔韧性，以放松为主的项目，如慢跑、爬山等。年轻人可选择以增强力量为主的项目，如俯卧撑、深蹲等。女性及儿童则应选择增强体力及改善机体柔韧性的运动项目，如跳绳、下肢健身操等。

具体到病症，一般的腿部运动对改善便秘，防治高血压，缓解高血脂、糖尿病等症状有一定的作用。另外，对饮食过量、缺乏运动而导致的肥胖，腿部运动也有非常好的辅助治疗效果。

"三高"患者
即高血压、高血脂、高血糖患者。"三高"患者适宜散步、慢跑、下肢体操等腿部运动，应避免长跑、快跑、跳高、跳远等腿部运动。

便秘患者
一般的腿部运动均适合便秘人群，只要注意把握运动的科学性，注重补水等，即可收到很好的效果。

肥胖人群
大部分的腿部运动都适宜肥胖人群，但需注意，肥胖并发高血压、糖尿病的患者，应根据具体情况把握运动的量，尽量选用燃脂功效好的有氧运动。

tips

凡心脑血管疾病患者，应慎选快跑、跳高、跳远等腿部运动，症状严重者应严格禁止。足球、篮球、排球等球类运动比较激烈，心脑血管疾病患者最好也不要选择。

讲究运动方法

除了要选择适合自己的运动之外，想要通过腿部运动来改善病症还必须讲究方法，运动强度、运动持续时间、运动频率都应控制在合理范围之内。

● **运动强度要适宜**

短期的高强度运动使大脑皮质兴奋，而过度运动时，人体会出现极度疲倦、无力感，大脑反应也会变慢。如果运动强度持续过大，健康会受到不良影响。

运动过程中的心率可以反映运动的强度，这是因为在一定范围（100～180次/分）内，心率与运动强度呈正相关，即运动强度越大，心率越快。在实际运用时，如何确定自己的运动心率是否合适呢？

首先，确定安静时的心率。在清早醒来或者安静状态下，将手放在颈部、腕部或心脏处，数15秒钟的心搏次数，再乘以4，就是自己安静时的心率。

之后，根据自己的年龄确定最大心率。一般用220减去年龄所得值为最大心率。

最后，根据自己的训练目标确定运动强度。

运动心率 ＝ （最大心率 － 静态心率）× 强度百分比 ＋ 静态心率

一般而言，运动强度的界定为：50%以下为小强度，50%～75%为中等强度，75%以上为高强度。

研究表明，中等强度的运动量对身体健康的益处最大。因此，在进行腿部运动时，应以中等强度的运动为主。

● **运动持续时间因人而异**

运动所需时间与运动强度密切相关。一般来说，中老年人应选择持续时间长、强度低的运动方式；年轻人可选择持续时间较短、强度大的运动方式；健康的中年人可选择时间较长、中等强度的运动方式；体质虚弱的人可选择强度小的运动方式。

● **运动频率要合理**

运动的频率要合理，至少每周运动3次，这样效果最好。选择小运动量的人群或年老体弱者，可每日运动1次。如果运动的间隔时间超过3~4天，就达不到理想效果。

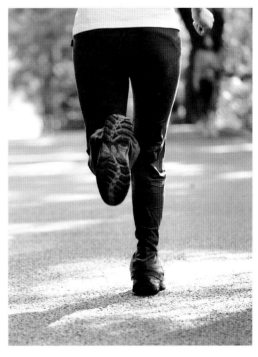

活动双腿，练出好腿力

腿部热身操，活动下肢

　　腿部热身操是在腿部运动前进行的准备活动，一般活动量较小。常做腿部热身操能活动下肢，有助于伸展下肢关节和肌肉，保持腿部的柔韧度和力度，同时促进局部血液循环，有效延缓下肢衰老。

　　除此之外，常做腿部热身操还能增加肌肉的弹性，防止剧烈运动后肌肉受伤。腿部热身操通过腿部活动带动关节的活动，增强关节的灵活性，减少运动时关节的摩擦。常做腿部热身操还能调节呼吸，以适应运动时身体对氧气的需求。

动作分解

① 身体站直，重心放在左腿，右腿向后伸，脚尖着地，由后向前甩动右腿，重复10次。换左腿重复10次。注意腿甩动时要尽量绷直。

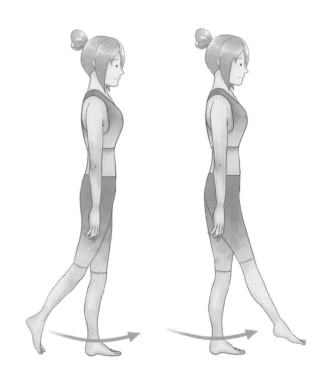

② 站立，双脚并拢，稍下蹲，双手按住膝关节，先顺时针转动20次，再逆时针转20次。

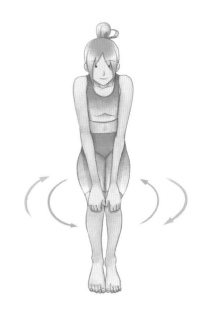

③ 双脚分开站立，双臂向前平伸，掌心朝下。双腿屈膝下蹲，双手扶膝，然后起立，重复操作5~10次。

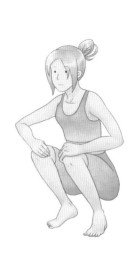

④ 身体直立或背靠墙壁，双臂自然下垂，放于身体两侧，右腿向前方抬起直至齐腰高度。保持腿伸直的状态，停留20秒之后恢复原位，换左腿操作。双腿交替反复做5次。

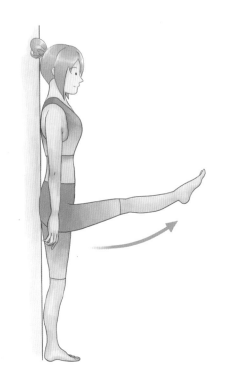

⑤ 站立，右脚后提，脚尖着地。先顺时针旋转，再逆时针旋转，然后脚尖向前，点地10次，换左脚操作。

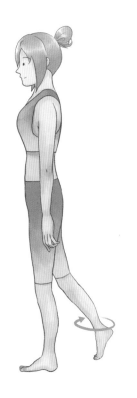

深蹲跳，
锻炼双腿力量

深蹲跳能促进腿部、臀部肌肉增长，使肌肉变得更有力量，更是增强下肢力量最好的动作。

动作分解

① 蹲至大腿与地板平行，挺胸抬头，眼睛看向前方，双臂向前平直伸出。

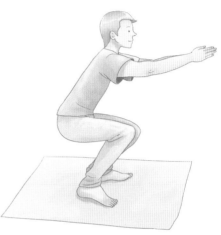

② 大腿用力，上身前倾，带动下身起跳，双臂甩向身后，再轻轻落地。

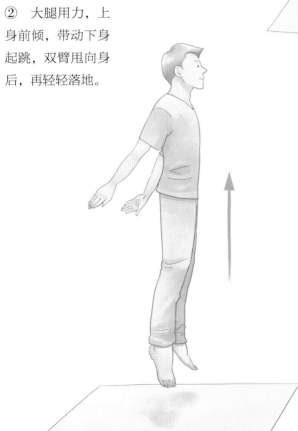

tips

深蹲时，脚后跟不要抬起；起跳时呼气，落地时脚尖先着地，动作宜轻，要有缓冲，跳得越高越好。

腿部屈伸运动，
活动双腿肌肉

　　常做腿部屈伸运动可活动下肢的肌肉，有效预防关节病，使下肢的骨骼和肌肉更健壮。另外，腿部屈伸运动还有利于塑造优美的腿形。

　　腿部屈伸运动的方式有许多，如站立式、俯卧式、坐式等，也可以通过器械操作进行。一般站立式腿屈伸适合平衡力强的人群，且室内室外都可进行，而坐式和俯卧式腿屈伸只适合在室内进行。

站立式腿屈伸

　　身体挺直站立，双脚并拢，双手握于椅背扶手上，身体微微前倾；弯曲左腿膝关节，小腿向后上方抬起；脚后跟斜向上，脚尖斜向下；将左腿慢慢放下。右腿重复此动作，反复进行10次左右。

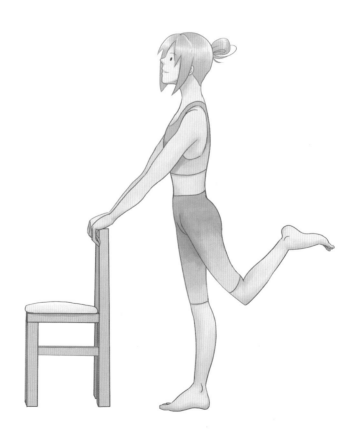

坐式腿屈伸

坐在椅子上，双脚垂直放在地面；收腹，背部和臀部紧贴靠背；目视前方，双手扶在髋部；右大腿发力，缓慢向前伸直，略保留一定弯曲，稍停片刻，再慢慢放回至原始位置。左腿重复此动作，双腿一起重复此动作。反复进行10次左右。

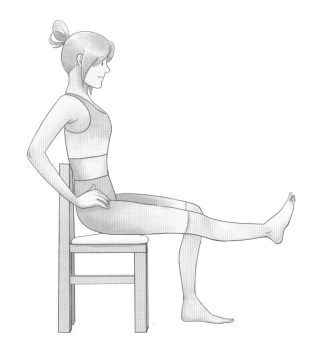

俯卧式腿屈伸

俯卧于地板或垫子上，肘关节弯曲支撑上身；臀、腰部保持不动，屈膝使小腿与地面垂直，稍停片刻，再慢慢放下。可单双腿交替进行。每个动作重复10次左右。

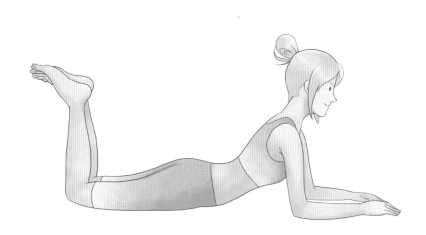

爬楼梯，
强壮关节和肌肉

爬楼梯是一种有氧运动，能够让腿部肌肉和关节都能得到有效锻炼，从而增强腿的灵活性和力量。爬楼梯也要讲究方法，否则不仅达不到健身的目的，还会伤害关节。

爬楼梯三大好处

◎　在爬楼梯过程中，由于腰背部和下肢不停地活动，身体这些部位的肌肉和韧带力量得到增强，关节功能得到改善，从而保持关节的灵活性。

◎　爬楼梯锻炼时，随着呼吸的加快，肌肉有节奏地收缩和放松，能加速血液循环，促进人体能量代谢，增加心肌的氧供应量，增强心肺功能。

◎　爬楼梯锻炼可以增加血液中高密度脂蛋白胆固醇的含量，有助于防治动脉粥样硬化。

爬楼梯动作要领

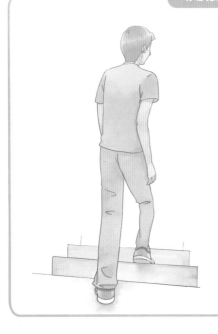

左脚踩在地面，右脚踩上台阶，身体微向下蹲，膝关节弯曲时，不可超过脚尖；重心放在右脚上，以支撑身体的重量；左腿抬高迈上台阶，重复右脚动作。连续爬4~5层楼高的台阶，然后再放松双腿下台阶回到起点。动作平稳有力，不需要快速跑。

爬楼梯运动六点注意

◎ 爬楼梯锻炼，首先要结合自己的实际情况量力而行，防止发生意外情况。

◎ 刚开始时不能求快、求运动量大。坚持锻炼一段时间后（一般 2~3 个月），可以逐步加快速度或延长时间。但是不能过于剧烈，否则会增加心肺负担。

◎ 爬楼梯锻炼前应先针对膝关节、踝关节进行热身活动，避免出现关节活动不协调的现象。

◎ 上楼梯时应放松膝关节，分散小腿压力至腹部、背部及髋关节，身体要略向前倾，挺直背脊；下楼时应前脚掌先着地，再过渡到全脚掌着地，以缓冲膝关节的压力。

◎ 爬楼梯过程中若出现胸闷、心悸伴大汗淋漓、关节酸痛加重或肿胀不适等症状，应立即停止锻炼。

◎ 平时经常做下蹲、起立练习，使关节得到充分的运动，防止爬楼梯锻炼时腿部出现僵硬的现象。

五类人群爬楼梯需慎重

◎ 孕妇或体重过重的人。体重越重，爬楼时对膝关节的损伤越大。

◎ 40岁以上的人群。这部分人群大多已经开始出现骨质疏松、骨关节退化。尤其是女性，膝关节在爬楼梯运动中尤其脆弱。

◎ 退行性骨关节病的人。爬楼梯可导致症状加重。

◎ 膝关节内翻或外翻者。由于身体重量集中于膝内侧或外侧关节面上，膝关节平稳性不足，受伤机会加大。

◎ 心血管疾病、呼吸系统疾病患者。爬楼梯时需要人体在短时间内调集大量血液供应下肢，容易影响心、脑、肺供氧，增加心肌梗死、脑梗死等的发病率。

大步快走，
强健肌肉群

　　走路时应当尽量配合步速大幅摆动，也就是要"大步快走"，这样全身肌肉都能得到有效锻炼，从而促进身体新陈代谢，有效提高身体的抵抗力。同时，大步快走还会让你获得五大益处：消耗脂肪，促进全身血管开放，增加血流量，加大神经系统的参与度，调节心脏功能。

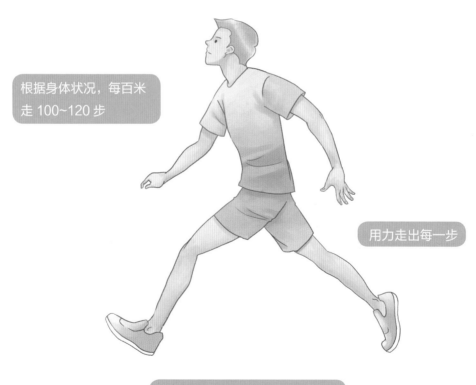

加大每一步的步幅，让全身肌肉参与进来

根据身体状况，每百米走 100~120 步

用力走出每一步

坚持定时、定量、定强度的原则

巧蹲马步，
促进下肢血液循环

不管你每天在椅子上坐多久，请每隔1小时坐1分钟"看不见的椅子"——蹲马步。蹲马步能够舒筋活血，锻炼腿部肌肉，达到锻炼全身的目的。

动作分解

① 把双脚打开至比肩膀略宽的宽度，双手放在膝关节上，背脊挺直，重心落于正下方。

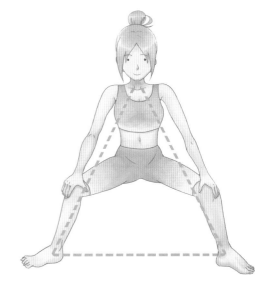

② 将重心放在其中一条腿上，另一条腿抬起来，小心不要摔倒；然后再慢慢把脚放下来，让重心放低。另一侧以同样的方式进行，左右交叉各做5次。

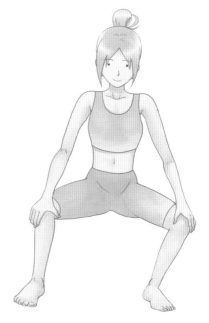

腿部拉伸操，
缓解腿疲劳

人长时间站或坐，或是大量运动之后，下肢的肌肉就会痉挛、僵硬，腰背肌也会僵硬。如不采取缓解措施，久而久之容易导致各种健康问题。

腿部拉伸操正好是帮助缓解和消除肌肉痉挛、僵硬、浮肿的最好方法。腿部拉伸能保护韧带、降低肌肉的紧张度，使紧缩的肌肉松弛，促进血液循环，有助于放松身体。大量运动后做柔韧性拉伸，还可以减轻肌肉酸痛。

俯身拉伸

① 取坐姿，双手放在身体两侧，撑地，双腿伸直并拢；右腿前伸，左腿弯曲；左脚尖撑地，臀部坐在左脚脚后跟上；双手撑地保持身体平衡。

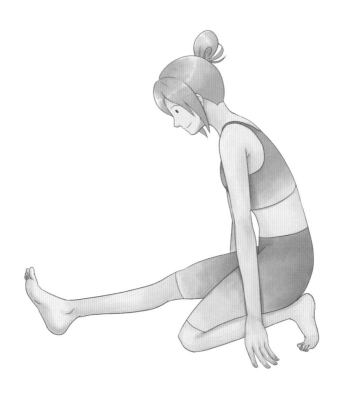

② 上半身向前倾，用左手抓住右脚尖，拉伸右腿的跟腱和后侧的肌腱。保持这个姿势5秒。

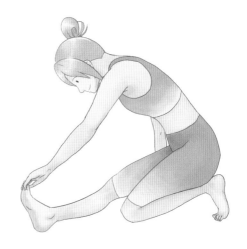

③ 臀部坐在右脚后跟上，双手撑地，保持身体平衡。

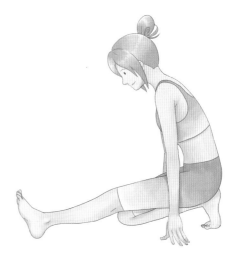

④ 上半身前倾，用右手抓住左脚尖，拉伸左腿。保持姿势5秒，还原动作。整组动作重复5次。

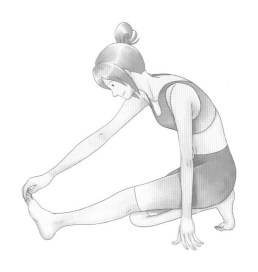

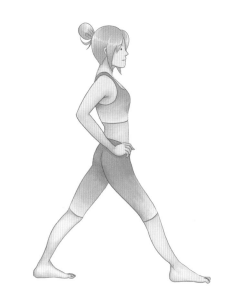

前倾拉伸

① 取站姿，双手叉腰，双腿一前一后打开，将身体重心移至左腿。

② 左腿弯曲，身体向下蹲，上身前倾，身体缓缓下压，双手扶住地面。

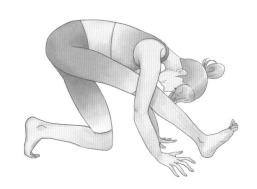

③ 起身，保持脊背与地面平行，蹬直左腿，让重心回到左腿，同时起身，回到起始位置。整组动作重复5次。

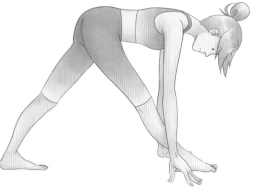

踮脚动作

① 脚尖踩在台阶上，双脚打开至与肩膀同宽；将脚后跟尽可能往上提，保持这个姿势10秒。

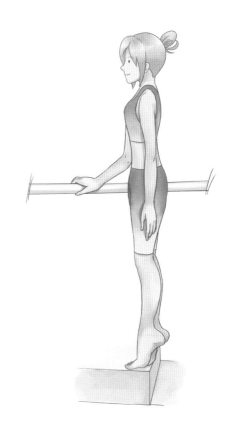

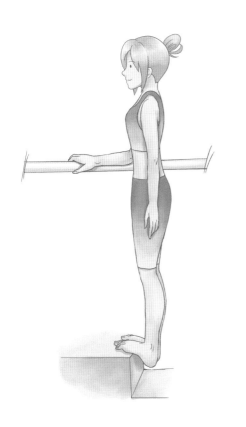

② 将脚后跟往下压到比台阶还低的位置。整组动作重复20次左右。

tips

平衡感不好的人可以抓住扶手或其他东西来保持平衡。

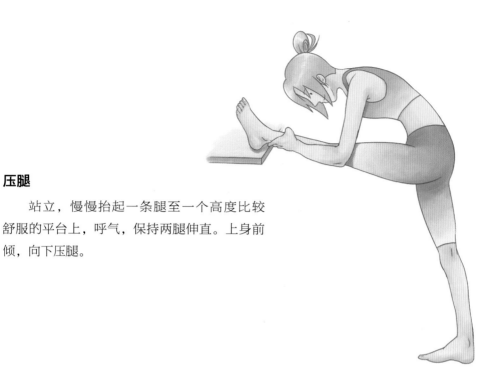

压腿

　　站立，慢慢抬起一条腿至一个高度比较舒服的平台上，呼气，保持两腿伸直。上身前倾，向下压腿。

举腿

　　背部着地，臀部接近门框。将一侧腿抬高紧贴在墙上，保持膝关节伸直，另一侧不要离开地面。将举起的一侧腿逐渐向上身方向下压，使腿部有拉伸感。

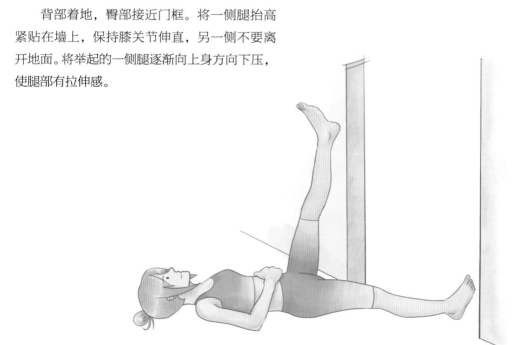

"V"平衡，
锻炼腿部和腹部肌肉

"V"平衡，即将双腿抬起，与上半身成"V"字形，并保持身体平衡的一种体式。利用"V"平衡可以锻炼腿部、臀部以及腹部肌肉，促进血液循环，改善腿部僵硬、骨盆歪斜等问题。

动作分解

① 取坐姿，将手撑在身体后侧，双腿伸直。抬高至与地面呈45°位置，保持姿势10秒，放下双腿。重复3次。

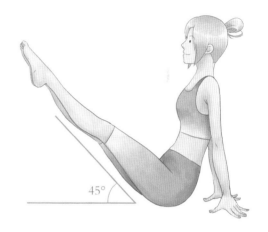

② 取坐姿，双手撑在身后，双腿伸直，抬高至与地面呈45°位置。将双手上举，保持全身呈现"V"字形的状态，用腹肌支撑身体。保持姿势10秒，放下双手和双腿。重复3次。

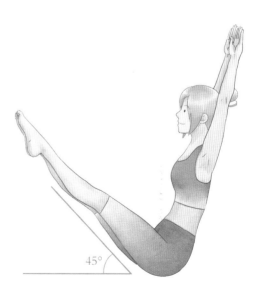

弓形姿势，
强健大腿肌肉

弓形姿势可以让大腿后侧和内侧的肌肉得到锻炼，而且还能让臀部肌肉更加紧实，使下肢更柔软、有力。

动作分解

① 俯卧于垫子上，下巴着地，双腿伸直，双手自然放于身体两侧。

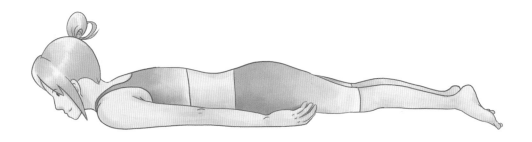

② 双腿并拢，屈膝，使小腿与地面垂直。

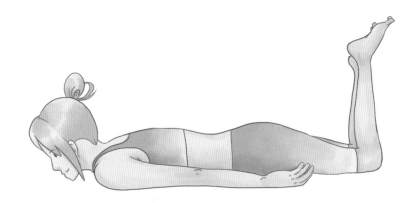

③ 臀部用力，上半身和下半身同时向上抬起，双手握住脚踝，使身体形成一个弓形，双脚跖屈。

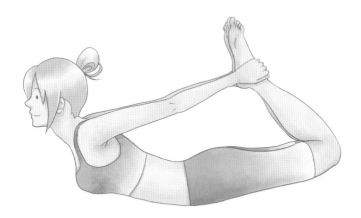

④ 此动作要做到身体所能承受的极限，在这个状态下屏住呼吸，保持 3 秒钟。3 秒钟后双手放开脚踝，让身体放松下来。整组动作做 5 次。

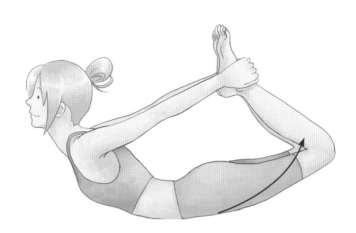

tips

整组动作中两膝要并拢，头和脚都要尽量抬高，这样锻炼效果更好。

屈膝，
活动腰椎

腰椎是支撑人体的重要骨骼，常做屈膝动作，可以让腰椎和腿部一起活动，让整个下半身放松。

动作分解

① 仰卧，双手放身体两侧，双腿伸直。

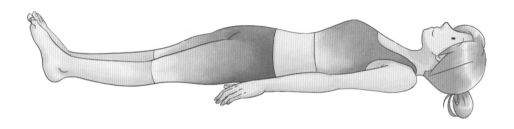

② 双臂略微张开，手掌朝下，用双臂支撑身体。脸朝正上方，屈膝，双膝并拢。注意下巴不要过度上扬。

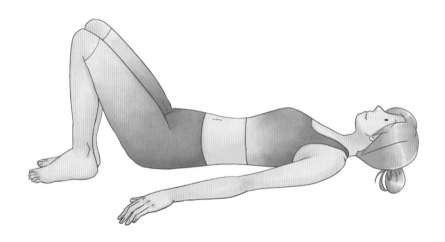

③ 呼气的同时，将双腿慢慢向左侧倾倒，让左侧膝关节触及地板，头部保持原位。吸气，同时让腿离开地板，直至与地面垂直。在倾倒过程中，腰部要有被拉伸的感觉。

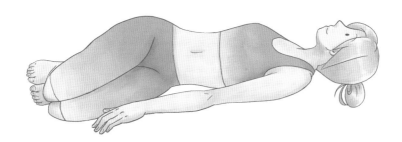

④ 呼气的同时，将双腿慢慢向右侧倾倒，直到贴近地板。吸气，同时让腿离开地板，直至与地面垂直。整组动作重复10次。

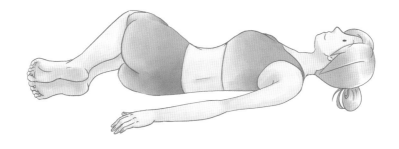

tips

如果一侧有倾倒困难，则说明这一侧腰椎僵硬，最好多做几次。

仰卧蹬腿，
伸展下肢肌肉

　　仰卧蹬腿能促进血液循环，伸展下肢肌肉，可以缓解失眠、怕冷等症状。仰卧蹬腿操作简单，清晨起床后或睡前都可以进行。

仰卧蹬腿动作（一）

① 仰卧，双手放于体侧，双腿稍抬起上下晃动2~3分钟。

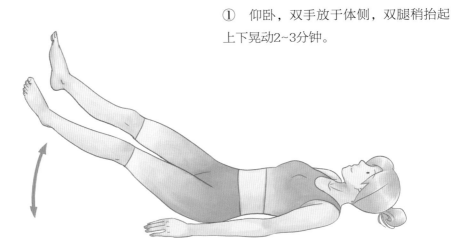

② 仰卧，双脚并拢上举，与上身呈90°；用长毛巾兜住双脚，双手用力拉，双脚用力蹬，保持30秒钟左右。重复操作3~5次。

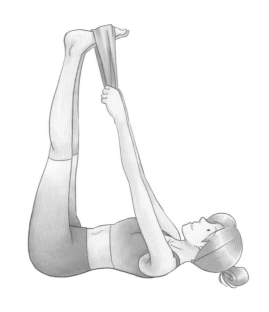

仰卧蹬腿动作（二）

① 保持仰卧状态，举起双腿，屈膝至小腿与大腿垂直，将双手放在身体两旁，上半身放松。

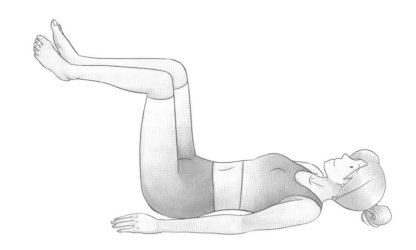

② 让双腿绕圈，仿佛踩着自行车的踏板一样。腿伸直的时候要完全绷直。重复动作10~20次。

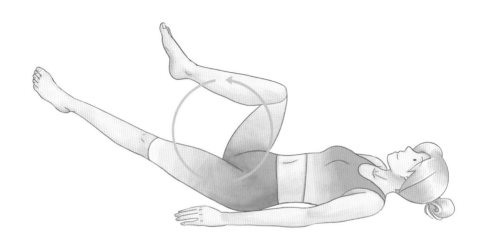

关节保健操,
延缓关节退行性变

　　随着年纪渐增,关节的功能减退,肌肉萎缩,经常会觉得腰腿疼、膝关节疼。常做些加强关节功能的锻炼,可以增强腿部力量,延缓关节退行性变。

膝关节保健操

① 取站立位,双腿前后分开,以关节舒适为度;两手叉腰,双脚脚跟紧贴地面,脚尖向前;慢慢地将身体重心前移,保持20~30秒,回到原位。双腿交替进行。

② 坐在地板上,向正前方伸直双腿,双手撑于身后;单腿屈膝内旋,让膝关节贴于地板上;将重心慢慢后移,保持20~30秒。双腿交替锻炼。

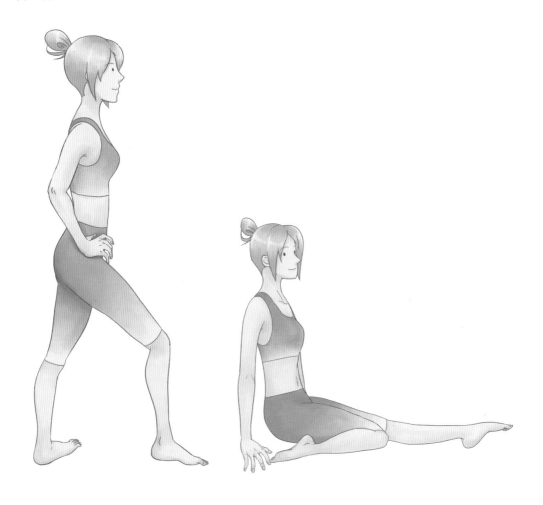

关节组合动作

① 仰卧。双手抱住左膝，将左膝压向右肩方向，恢复卧姿。换右腿做同样的动作。

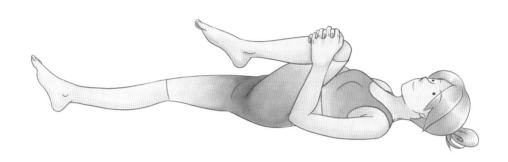

② 左腿向外侧倾倒时幅度尽可能大，向内侧倾倒时让腿尽量靠近胸部。恢复卧姿。换右腿做同样动作。整组动作重复3~5次。

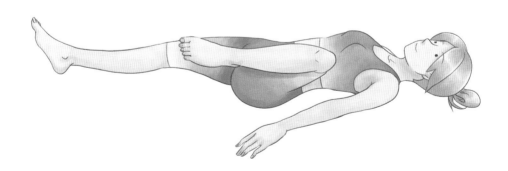

tips

如果感觉做起来有困难，可以用双手抱住膝关节作为辅助。

跪姿深蹲，
舒展踝关节

跪姿深蹲可锻炼跟腱，增强跟腱柔韧度，舒展踝关节。

① 双膝并拢跪地，伸展背部肌肉，双臂自然垂于身体两侧。用脚尖撑地，脚跟并拢，
小腿和脚呈90°，同时有意识地拉伸脚跟的肌腱。

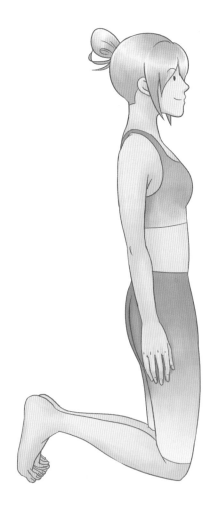

② 嘴里数着"1、2、3、4、5",缓缓坐下去,将臀部放在脚跟上。注意脚跟、脚尖、膝关节分别并拢。保持这个状态,把脚尖甚至脚背着地,便是理想的跪坐姿势。脚跟并拢的跪坐是难度较高的一种姿势,但当肌肉和骨骼恢复正常状态后,就不会感觉难受了。

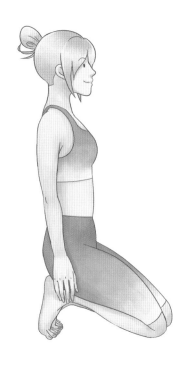

③ 嘴里数5下的同时慢慢复原。在这个过程中要注意让跟腱和脚底有拉伸感。

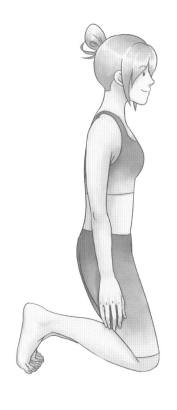

常练脚踝操，
腿脚更灵活

　　锻炼脚踝的方式有很多种，较为简便易行的便是脚踝操。久坐族、中老年人常做脚踝操，可改善脚踝僵硬的现象，让血液顺畅地经过脚踝，使其柔软灵活。

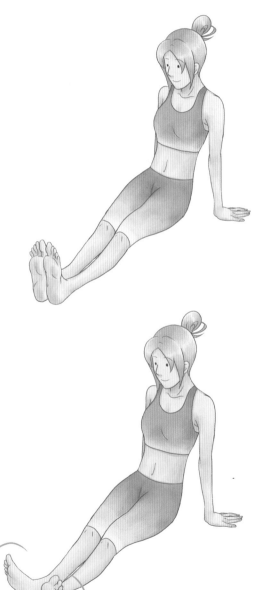

放松脚踝动作

① 取坐位，双脚前伸，脚趾及双腿并拢。上半身用两手牢牢支撑住，将踝关节向身体方向回拉，保持10秒，复原。

② 轻轻转动踝关节，分别交替向内侧及外侧转动，各5次。

脚踝旋转操

取坐位，将左腿弯曲，左脚踝置于右侧大腿上。用左手固定左侧脚踝，右手握住左脚前掌，慢慢转动脚踝，顺时针、逆时针方向各做10次。换右脚同样做10次。

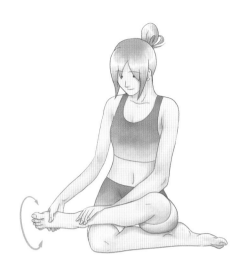

脚踝伸勾操

赤脚正坐，双腿下伸，脚不要着地。双脚尖慢慢下压至极限，有轻微酸痛感时再缓缓复原。复原后再慢慢上勾至极限，缓缓复原。如此下压、上勾，重复操作10~20次。

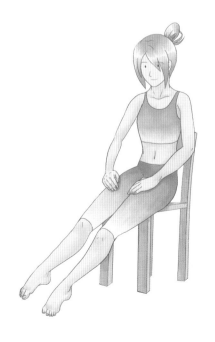
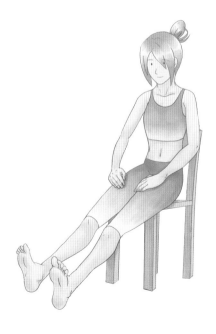

腿活祛百病

做做保健操，
防治类风湿关节炎

　　类风湿关节炎是一种全身性的慢性结缔组织疾病，常造成患者关节疼痛、畸形。保健操是根据需要选择动作、作用部位和运动量的运动方式，具有针对性强、适应面广的优点，是防治类风湿关节炎主要的运动疗法。

摆臂屈膝

① 取站位，双脚自然分开，双手胸前平举，抬头挺胸。

② 将双臂从前往后下甩动，当双臂超过身侧后，双膝随着双臂的后摆微屈。双臂再由后向前摆动，同时双腿直立。共做4个8拍。

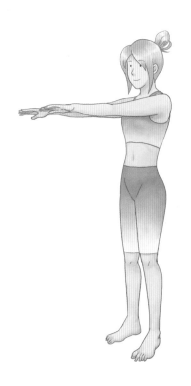

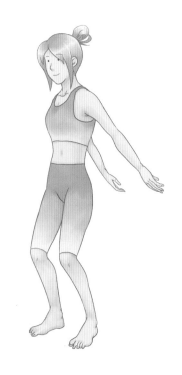

弯腰

① 取站位，两脚分开，与肩同宽。双臂上举，头上抬，双目上视，慢慢弯腰，双手触摸双足，坚持1~2秒后恢复原位。重复10~20次，每日2~3次。

② 取站姿，双手叉腰，双脚分开，与肩同宽。向后做弯腰运动，头颈部后倾至极限后停留1~2秒，再恢复原位。重复10~15次，每日2~3次。

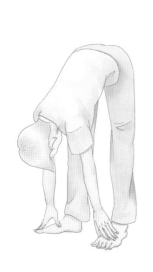 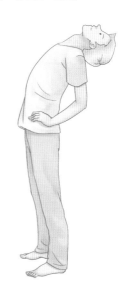

关节拉伸

① 取坐位，臀部贴地，腘窝贴地，双腿尽可能地分开。用左手尝试摸右脚尖，当伸展达到最大限度后，停下来等待1个8拍，再用右手尝试触摸左脚尖，方法相同。双侧交替进行，共做8个8拍。

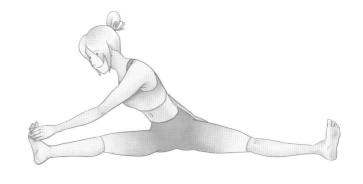

② 再将身体前倾，手或肘触地，腰椎前倾，骨盆向前转动，完成1个8拍。重复5~10次，每日1~2次。

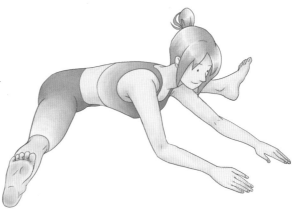

前后蹬腿

两手叉腰，右腿用力向后蹬出，再向前蹬。换左腿交替进行，共8个8拍。

左右蹬腿

站立，左手扶住椅子，右手自然垂放于身侧，右腿用力向右蹬出。然后右手扶住，左腿蹬出。共8个8拍。

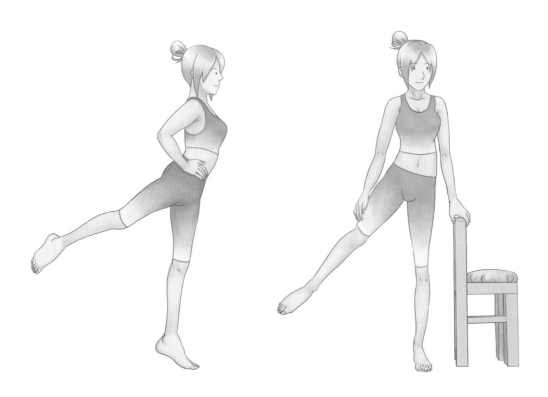

常做关节操，
预防关节炎

10月12日是世界关节炎日，借助这个节日提醒大家要关爱自己的关节。现在的生活繁忙，很多人的工作都是对着电脑久坐，长期这样对关节健康不利。为了预防关节炎，我们可以在工作空闲时，抽点时间做做关节操。

腰部关节操

① 站立，两脚分开与肩同宽，两手叉腰。

② 顺时针方向转腰，带动肚脐以下的髋关节和膝关节做小幅度旋转。上身和两脚不动，膝稍弯。再逆时针方向转腰。共做4个8拍。

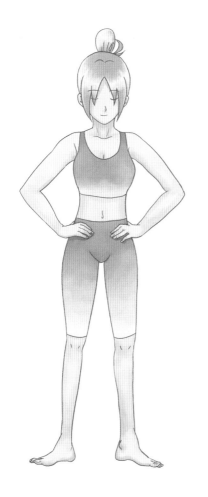
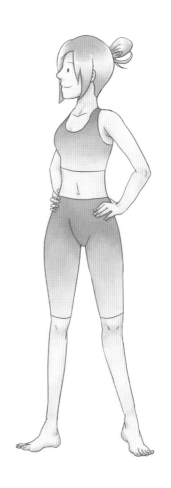

③ 双手叉腰，上身渐渐往右倾，臀稍左移，重心落在左脚。弯腰、回位，一弯一起，做2个8拍。用同样方法再往左倾，做2个8拍。

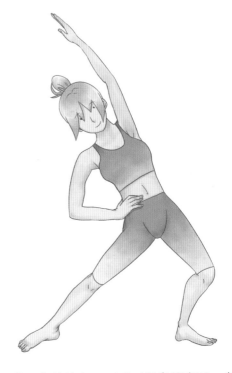

膝部关节操

① 站立，两脚分开与肩同宽，上身微屈，双手拍打膝关节，拍打时弯腰、松肩、垂臂，做2个8拍。换膝拍打，做2个8拍。

② 自然站立，双手五指自然张开，身体自然下蹲，双臂抬起，与地面平行，再慢慢地站立，将双手自然放下。一蹲一立，共做4个8拍。

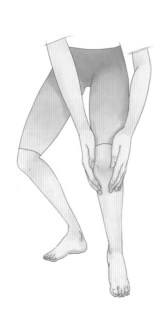

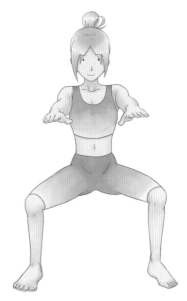

③　取站位，抬头挺胸，左腿保持直立，右膝弯曲，右手握住右脚踝将足跟尽量靠近臀部，同时收紧腹肌，持续1个8拍。换左膝弯曲再做1个8拍。共做8个8拍。

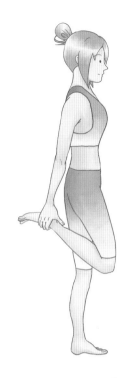

踝部关节操

取仰卧位，双腿上举、伸直，与躯干成90°。伸直脚尖，然后再双脚背屈，使脚和小腿成90°，脚跟朝向天花板，接着两脚交替伸直、弯曲，做1个8拍。共做8个8拍。

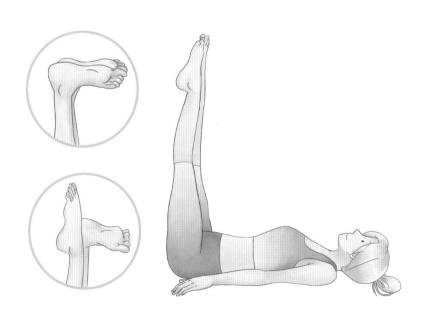

强化肌力运动，
治疗梨状肌综合征

对于早期的梨状肌综合征可通过保守治疗使其得到缓解，而运动疗法就是治疗梨状肌综合征很有效的一种方法。通过对梨状肌的锻炼，可有效缓解因梨状肌综合征引起的下肢疼痛。

压腿侧腰运动

双腿分开，略宽于肩，站直，双臂向两侧伸直，左膝向前微屈，同时将重心移至左脚，伸直右腿。上身向右腿方向拉伸，重复2~3次后还原身体。两腿交替进行，各重复2~5次，每日2~3次。

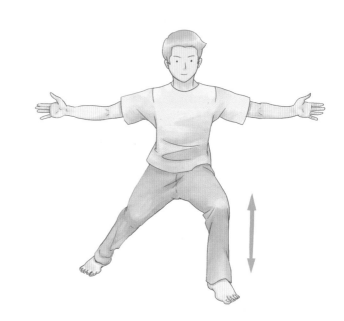

旋腰运动

取坐位，双腿伸直呈"V"字形。先向左侧转动上半身，左手放于身后，右手可放在左腿上，帮助转体。到达极限位后停顿3秒。再向右侧转动上半身，方法同上。各旋转10~20次，交替进行，并逐渐增大旋转的幅度，每日2~3次。

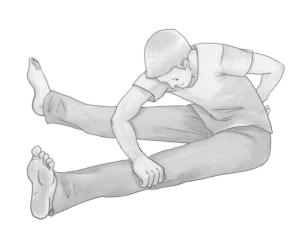

摇椅运动

取仰卧位，双膝弯曲，双手抱于膝后，将大腿尽量往胸部靠近。然后，双臂用力，前后摇晃身体。每次1~3分钟，每日3~4次，可逐渐增加摇晃的幅度和速度。

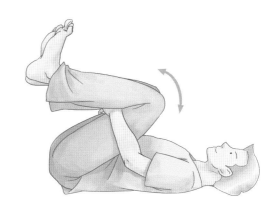

后伸运动

取俯卧位，双下肢伸直并拢，双手抱头。接着将头颈部、胸部抬起并尽量后伸，使其离开水平面，稍停片刻后放松。再将双下肢及腰部尽量抬起，使其离开水平面，稍停片刻后放松。最后将头颈部、胸部、双下肢及腰部同时离开水平面，仅留腹部与地面接触，让身体呈"飞燕"状，停留片刻后恢复原位。重复5~10次，每日4~5次。

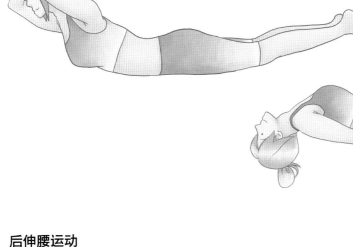

后伸腰运动

取站姿，双手扶墙或椅背。仰头，双目上视，将腰部尽量后伸至极限，停留1~2秒后恢复原位。重复5~15次，每日2~3次。可逐渐增大腰部后伸的幅度。

仰卧抬腿，
防治静脉曲张

静脉曲张形成的根本原因是静脉瓣膜功能不良，引起血液回流不畅，并在腿部长期淤积。长期站立或习惯久坐容易造成血液在回流的过程中受到过大的阻力，最终导致静脉曲张的发生。

对于一些需要长期站立的职业，还有习惯久坐的上班族来说，仰卧抬腿是一项既能有效预防静脉曲张又易于操作的运动方式。将下肢抬高，可以促进血液回流，改善肢端动静脉吻合处的血液循环，供给下肢更多的养料和氧气。同时，还能减轻下肢静脉压力。而且静脉曲张患者多进行仰卧抬腿也能帮助缓解症状。

动作分解

① 取仰卧位，双手自然的放在身体两侧，双腿并拢，绷直，尽量向上抬，然后保持1~2分钟放下。

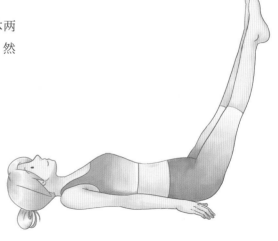

② 仰卧，双腿绷直。先举起右腿与地面呈45°，在空中保持5秒钟后放下，再以左腿重复上述动作，如此重复4~6次。

③ 将双腿举起、并拢，然后屈膝，使大腿与地面呈90°，与小腿呈90°，坚持1~2分钟。

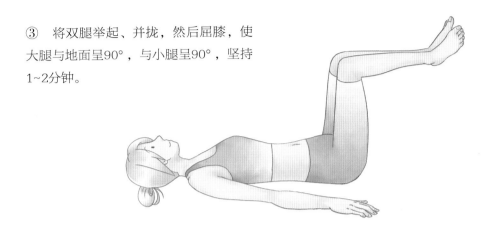

④ 取仰卧位，抬起一侧腿，在空中做圆周运动，再换另侧腿做相同动作，各进行8~10次。

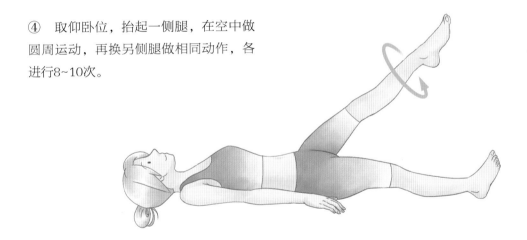

tips

　　对于初次进行仰卧抬腿的患者不可勉强，应根据承受能力相应缩短时长和减少运动次数。轻度静脉曲张、临床症状不明显的患者，可以长期应用弹性绷带绑腿，以防止其继续发展。另外，患者应避免小腿碰伤及过度搔抓，以免引起破裂出血。

深蹲，
增强心脏功能

深蹲动作可以增加回心血量，增大心脏的前负荷，使心脏排血量增多。

徒手深蹲

① 取站姿，双脚分开与肩同宽，抬头挺胸，双目正视前方，双手胸前平举。

② 双手平举保持平衡，挺直腰背，屈膝，臀部向后下蹲，保证膝关节和脚尖处于同一方向，不要过度内扣或外旋膝关节。还原，练习20组。

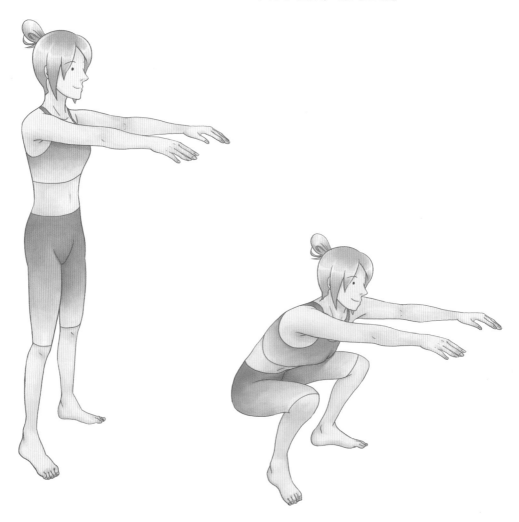

跪式深蹲

① 取站姿，双脚分开与肩同宽，抬头挺胸，双目正视前方，双手叉腰。

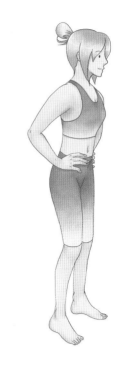

② 左脚后伸，脚尖着地，双下肢的小腿与大腿成90°，左小腿与右大腿与地面平行。

③ 右脚后伸，与左下肢一起膝关节着地，成跪姿。还原，练习10组。

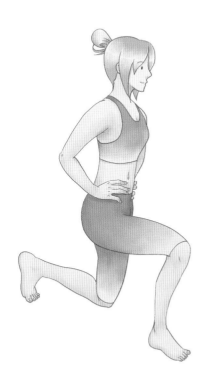

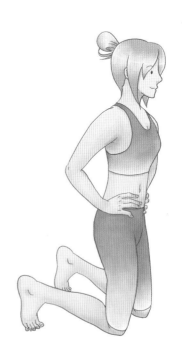

靠墙深蹲

    取站姿，脚跟距墙壁60cm左右（大概臀部到膝关节的长度）。臀部下蹲，直到背部靠到墙壁，上身和大腿，大腿和小腿的夹角在90°，手肘微屈，双手放置于髋部。可适当调整双脚位置，避免摔倒。保持5~10分钟，还原。

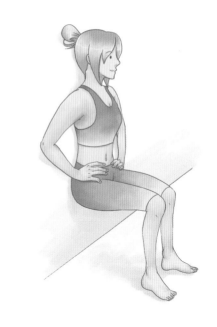

分腿蹲

① 背对凳子，距离凳子60cm左右，将身体重心移到左腿上，右腿后伸，脚尖放在凳子上。凳子高度不过膝。

② 左腿下蹲，带动右腿运动，直到左大腿与地面平行，下蹲的同时双手合十。还原，重复10组。

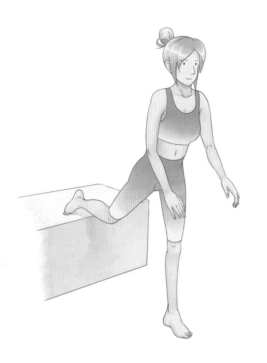

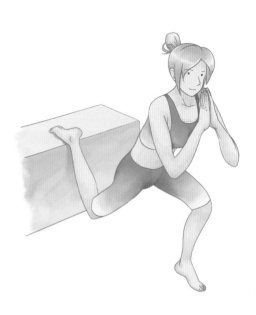

猴式深蹲

① 取站姿，使双脚与肩同宽，然后蹲下，双手分别抓住同侧脚尖。

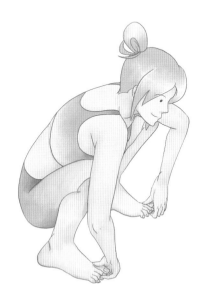

② 双手始终抓住脚尖，慢慢站起，直至手臂和腿部挺直。还原，练习10组。

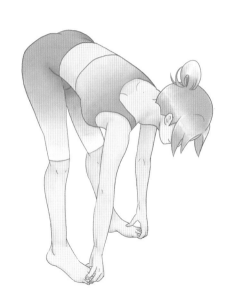

tips

　　刚开始练习深蹲时，为了保证动作准确，面对墙壁进行深蹲，以防止身体过于前倾。在做深蹲时要保持后背挺直，当后背与墙面平行时，收紧臀部和大腿并站直身体。把重量放在脚跟上，收起臀部，眼睛向前看。做深蹲运动时，应当缓慢有节奏进行。在下蹲时，不要忽然蹲下去，在站直时，也不要用猛劲儿立即起身，更不要跳跃。

"怪"走，
降压降脂更有效

　　相较于一般行走，"怪"走主要体现在姿态的变化上，如高抬腿走、弹着走等。在"怪"走中，身体肌肉尤其是腿部肌肉耗氧量增大，细小动脉扩张，可增大血流量，这种功能叫作血管的自动调节。在这种功能的作用下，血液可顺畅地输送到全身各个部位，从而促使全身的血管均匀开放，动脉血压在此时相对降低。另外，这种功能对降血脂有很大作用，能提高脂蛋白脂肪酶的活性，加速脂质的运转、分解和排泄。

弹着走

① 行走过程中加重前脚掌和脚趾蹬地的力量，脚后跟尽量不要着地，让身体有节奏地弹跳着行走。

② 脚趾和前脚掌要主动发力，特别是足大趾要用力。

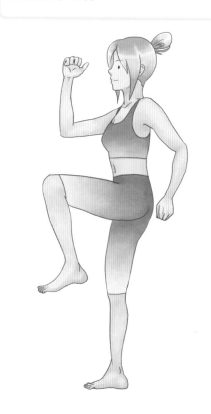

tips

· 体重较重的中老年人进行此运动时一定要慎重

· 患有严重心脑血管疾病者不可进行

· 每天抽出一段时间进行锻炼，可持续走200m，长期坚持，即可取得较好的锻炼效果。

tips

· 进行高抬腿走锻炼时应减慢行走速度，以保持身体的平衡

· 运动强度不可随意加大，以免出现危险

· 可在餐后半小时后进行，每天坚持走200步左右。

高抬腿走

① 抬腿时用力向上抬，同时快速收腹，两臂自然前后大挥摆。

② 抬腿的高度最好做到大腿与腹部的夹角在90°左右。根据自身的能力可屈膝、可伸直。

赤脚走

① 晨起赤脚在地上行走。练习赤脚走时可以做小步的轮换踩踏。

② 要学会多用足趾抓持地面，避免足底负重过于集中到足跟和前脚掌。

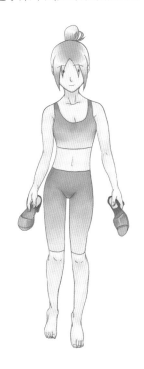

tips

· 在锻炼之前应该仔细检查你选择的路段上有没有玻璃等容易造成伤害的杂物。可以选择鹅卵石铺的路。

· 初练者不要在雨天或冷天赤脚走，以免脚部受凉。

· 赤足练习时更要掌握好时间和踩踏力度，否则会损伤足底，产生慢性足底疼痛。

· 每次走15~30分钟。每周以1~2次为宜，但行走的路程不要过长。

倒走

① 刚开始倒走时最好选择路平人稀的直路，两眼平视、双手自然前后摆动。

② 走动时步子均匀而缓慢。

③ 向后迈腿，一定要脚尖先落地站稳后再移动身体的重心。

④ 待身体重心落到后脚后，另一只脚再离开地面。

tips

· 可选择在白天的某些闲暇时间里进行，不要在晚上看不清的情况下练习。

· 练习中必须把握好自己的身体重心，因为倒走有一定的危险，一旦走不好，身体容易失去平衡，发生向后摔倒、头着地的现象。

· 倒走应避免在马路、石子路和凹凸不平的路面进行。

· 进行倒走锻炼时，不要将双手背在身后或交叉放于身前，而应自然垂于身体两侧，在遇到意外时好本能地及时保护头部。

· 倒走时每次练习20分钟，走100~200步，每日进行2~3次。

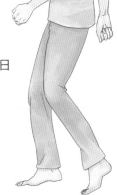

爬着走

① 于草地或地板上，双脚站立，把腰弯下去，双手撑住地面。

② 左手伸直向前爬，右脚跟上；右手臂伸直向前爬，左脚跟上。

③ 尽量把腿伸直，腹部收紧。

④ 初练的时候，要掌握运动量，一般先爬行
2~3分钟，循序渐进，等手、脚配合熟练了，
再加运动量，爬7~8分钟就可以了。经过
半年的锻炼，全身各部位完全配合默契后，
还可倒着爬。

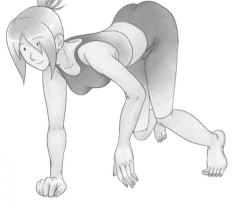

tips

刚练习爬行的时候，会非常吃力，手
臂、腰、腿容易酸痛，但只要坚持一星期，
上述症状就消失了。

绕圈走

① 身体自然站直，通过腰部力量提起右脚，右腿以划
圈的方式向身体的右后侧、右侧移动，当脚移动到身体
的右前方时，右脚落地，身体重心顺势移至右脚。

② 头部向上，颈椎拉直，适度向左转头，两眼平视
前方。

③ 以7~9步走完一圈为宜，每次15~20分钟，换
一次方向。

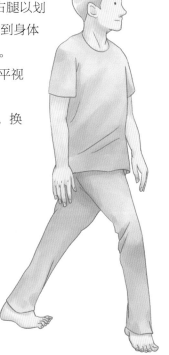

tips

· 随时随地可以进行此运动，初学者走完以
后会有眩晕、呕吐的感觉，属于正常反应，
练习2周后自然消退。

· 走圈时要注意眼睛不要到处游移，一则可
减缓头晕，二则可练习眼睛的定力。

勾脚抬腿式瑜伽，
预防痛风

痛风是由于嘌呤生物合成代谢增加，尿酸产生过多或因尿酸排泄不良而致血中尿酸升高，尿酸盐结晶沉积在关节滑膜、滑囊、软骨及其他组织中引起的反复发作性炎性疾病。痛风发作时，关节部位的红、肿、热、痛异常明显，触觉灵敏，不仅疼痛难忍，而且严重影响工作和生活。当关节部位出现隐痛时，进行勾脚抬腿式瑜伽，一番运动下来，隐痛通常会得到缓解甚至消失。在痛风缓解期，经常进行此项瑜伽练习，也可预防痛风发作。

勾脚抬腿式瑜伽

在瑜伽垫上取舒适坐姿，双腿并拢伸直，手臂自然放于两侧。上半身略后倾，双手撑地，脚尖向下压，再往身体方向回勾。然后，尽量向上抬起右腿，左腿保持原状态，自然呼吸保持5~19秒，然后换另一边重复动作。

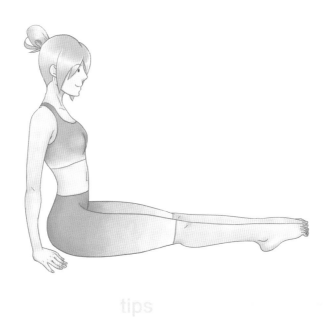

tips

痛风的治疗是一个漫长的过程，患者一定不能急于求成，这样反而不利于疾病的治疗，而且在日常锻炼的过程中要循序渐进地掌握锻炼的度与量。先从最小活动量开始，随着自身体力的增强，身体逐渐适应，增加活动量。一定不可锻炼过度，否则易导致体内乳酸增加，肾脏排泄尿酸受到抑制，从而起到反作用，促使痛风发作。

简单脚趾操，
活血又暖脚

中医学认为，腿部通过经脉与腑脏相通。加强对腿部的保健，不仅可以加速血液循环，还可以起到保养腑脏的作用。

① 取坐姿，全身放松，双手放在座椅两侧，双脚置于地面，脚后跟点地，然后所有的脚趾向下紧紧抓扣。保持姿势10秒。如果脚趾无法抓紧、扣紧，一般都反映睡眠质量不佳或精神压力大。

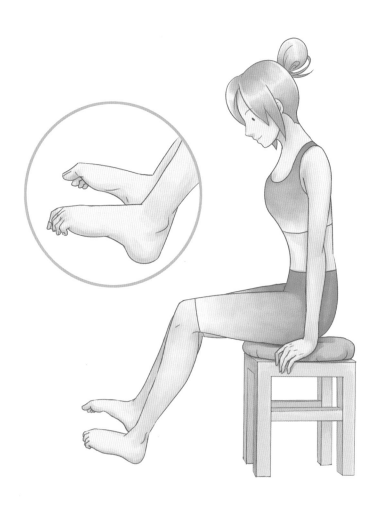

② 在上述姿势的基础上，把大脚趾尽量向上翘。保持姿势10秒。如果做这个动作感觉有困难，说明腰部有问题，如腰肌劳损，要多做此动作。

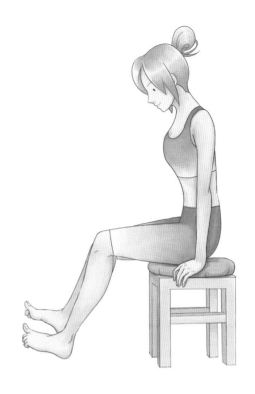

③ 把5个脚趾全都打开，尽量让每个脚趾都伸展开来。

tips

平时要有意识地多动动脚趾，如等公交车时向上翘或交替翘脚趾，坐着看电视或工作时也应用力活动脚趾。

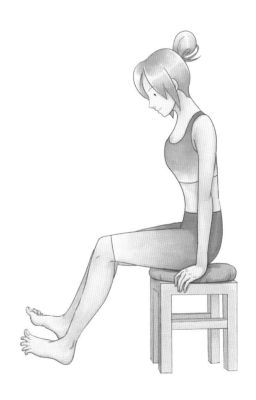

伸展髋部，
缓解腰背痛

伸展髋部可以减轻腰背痛，使你步伐轻快，甚至可以改善下肢循环。

① 取坐姿，朝胸腔提起右膝，把右脚放在左膝外侧的地板上。左脚移向右侧坐骨，右手放在身后保持和骶骨在一条中线上，左手臂包裹你的右腿。当延展脊柱时，下压右脚和手，从腹部开始移动扭转向右侧，把右膝拥入左臂。感受右臀部外侧的伸展。保持5组呼吸。重复另一边。

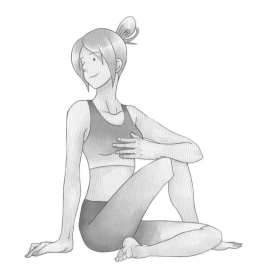

② 两手、前臂、双膝和小腿撑地，上体与地面平行，上臂、大腿与地面垂直。臀部下压，使双膝尽可能分开，双脚内勾。保持5~10组深长的呼吸。

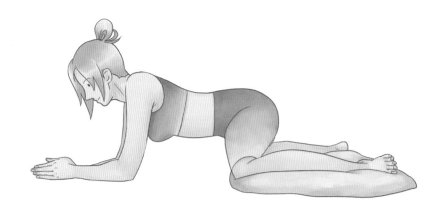

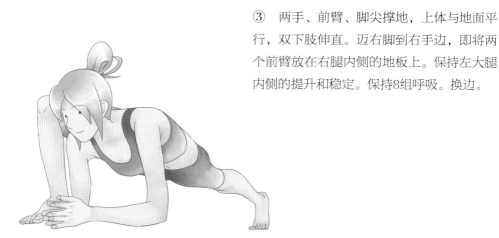

③　两手、前臂、脚尖撑地，上体与地面平行，双下肢伸直。迈右脚到右手边，即将两个前臂放在右腿内侧的地板上。保持左大腿内侧的提升和稳定。保持8组呼吸。换边。

④　取站立位，与桌子相对而立，双脚打开与肩同宽，双手叉腰，抬头挺胸。左脚抬高，踩在桌子上，重心移至右脚脚尖，右腿绷直，双手放于左大腿上。将臀部往前，屈左膝，维持5组呼吸。然后伸直左腿再屈膝，重复5次。然后再换另一只腿做伸展，方式相同。

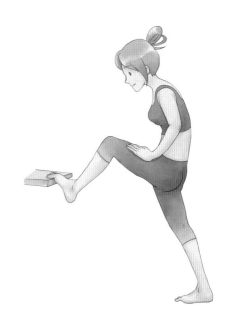

tips

　　当你按照上述姿势伸展髋部时，还有一些事项要记住。其一，不要着急去打开髋部，否则易引起疼痛，甚至损伤。其二，如果你的膝关节有伤痛，可通过矫正你的臀部和腿部来修正。其三，不要感到困难就退缩。人们通常惧怕打开髋部是因为确实是一个挑战，尤其是对于缺乏运动的朋友来说，无疑是"痛并快乐"的体验。

拉伸肌肉，
缓解下肢痉挛

人们经常会有"抽筋"的情况发生，尤其是腿部。"腿抽筋"的时候往往伴随着强烈的疼痛，并且腿部蜷缩无法伸直。这时候如果不知道该怎么做，缺乏必要的应急知识，你就要忍受很长时间的剧痛，但是有经验的人却可以很快摆脱剧痛。下面介绍小腿和大腿分别"抽筋"时的紧急治疗措施，以便及时缓解肌肉痉挛，减轻疼痛。

小腿"抽筋"急救法

平坐，患侧伸直，同侧的手握住患侧脚趾往膝关节方向拉伸，同时上身可以稍微前倾，维持10~20秒。如果身体的柔软度不够，可以让他人帮忙。

大腿"抽筋"急救法

平躺屈膝，抬起患侧，使大腿与上身成直角，然后用双手抱着膝关节，用力向下压小腿使它贴在大腿上，并做震颤动作，随即向前伸直。如此反复进行，直到痉挛缓解为止。

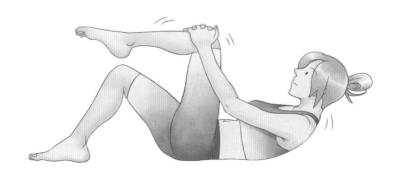

打开胸廓，
预防哮喘发作

哮喘最典型的表现是呼吸困难，患者之所以呼吸困难是因为多种因素刺激导致支气管痉挛。支气管紧缩会影响呼气量和吸气量，支气管的内壁血管充血，排气就会慢而困难。因此，预防哮喘的运动必须着眼于能恢复呼吸系统的功能。打开胸廓的运动可以使呼吸肌力量加强，扩大胸廓有利于肺组织的生长发育和肺的扩张，使肺活量增加。

卧姿呼吸法

① 仰卧在地板上，身体保持正直，两手掌向下置于身体两侧，两脚自然放置，眼睛向上看，保持呼吸自然。身体完全放松，快而持续地呼气，腹部要尽量收缩。再经由鼻慢慢吸气，速度不要太快，吸到肺部充满空气而感到舒服为止。

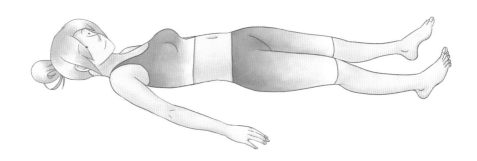

② 接着屏气，双脚用力向下压，手臂向上伸直尽量拉伸，腹部慢慢内缩。全身稍用力，保持这个动作1~2秒。吐气，身体逐渐放松，由胸部开始，然后胃部、臀部、脚和手，吐完气刚好全身放松。重复练习3~5次，每次运动完后休息5~6秒，休息时用鼻自然呼吸。

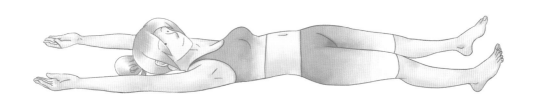

跪姿后仰弯腰

① 跪在瑜伽垫上，腰背挺直，双膝微微打开，臀部坐于两腿之间，手臂自然下垂，落在身体两侧。

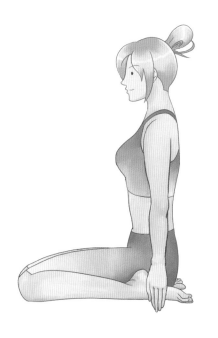

② 吸气，上身直立，用右手去抓右脚掌，左手去抓左脚掌。注意保持身体平衡。

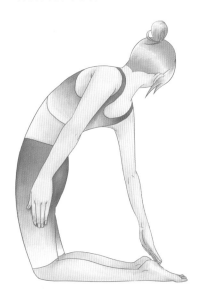

③ 呼气时，双手撑住脚跟，髋部朝前推，身体慢慢向后仰；头部放松，自然下垂，保持3~5次呼吸时间。

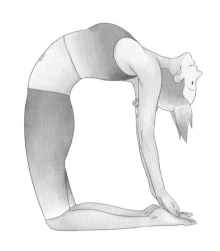

抱膝转体

① 取坐位，双手自然放置，缓慢呼吸。右腿绷直，屈左膝并朝左肩方向移动，使左脚脚掌紧贴瑜伽垫。小腿与地面垂直，两侧坐骨不要移动，稳住下盘，呼气。

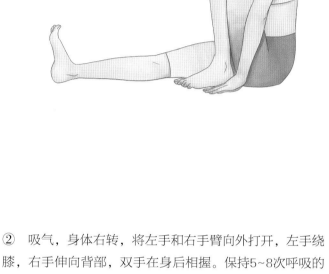

② 吸气，身体右转，将左手和右手臂向外打开，左手绕膝，右手伸向背部，双手在身后相握。保持5~8次呼吸的时间后，换边重复练习。

tips

如果正处于哮喘发作期，除了卧姿呼吸法，其他运动方式应该暂停。在练习中一定要采用腹式呼吸，这样能使呼吸肌得到最大程度的锻炼。运动时应该循序渐进，身体柔韧性不好的练习者不要勉强。

门闩式瑜伽，
缓解痛经

痛经是妇科常见和多发病症，常表现为经期或行经前后周期性下腹部疼痛，甚至痛延至骶腰背部，涉及大腿及足部。中医学认为，宫寒是痛经的常见原因。对此，我们提倡平时多运动，促进血脉流通，气机调畅，改善宫寒，缓解痛经症状。每天花半个小时，练习门闩式瑜伽，就可以缓解痛经。

动作分解

① 跪立在垫子上，腰背挺直，双手自然下垂。右腿向侧面打开伸直。左大腿垂直于地面，右手轻放在右腿上。

② 吸气，放松双肩，两臂由侧面平举，体会两臂向两侧无限延伸的感觉。

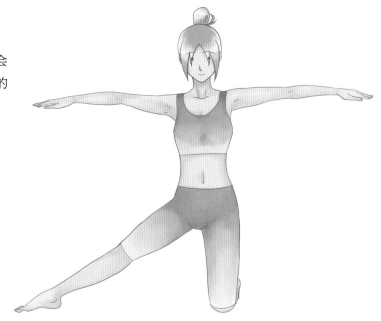

③　呼气，右臂扶住右腿向下滑动，身体向右侧弯曲，左臂随之上举，与地面垂直，眼睛注视左手指尖延伸的方向，保持2~3组呼吸。

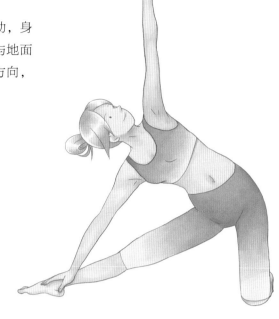

④　再次呼气时，身体进一步向右侧弯曲，左臂也随之向下压，贴向左耳，向右方延伸，停留5~8组呼吸。吸气时慢慢回复到基础姿势，换方向练习。

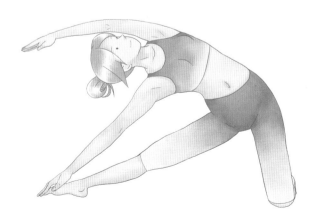

tips

初学者可以借助瑜伽砖或板凳等来完成动作，只要保证动作正确，练习效果是一样的。

练练肠胃操，
改善便秘

便秘这事，说大不大，说小也不小，却总是让人难以启齿。几乎每个人都曾经或正在被便秘所困扰，而且便秘的持续时间有短有长，程度有轻有重，对生活质量和健康造成很大影响。其实，便秘并不可怕，只要运动方法得当，都可摆脱便秘。下面介绍的两种运动可以帮助我们动动肠胃，防治胃肠蠕动减慢所致的便秘。

挺腰

① 将手撑在身体的后侧，保持屈膝的状态坐好，重心后移。让腹部和膝关节、臀部和脚后跟之间空出足够的空间。

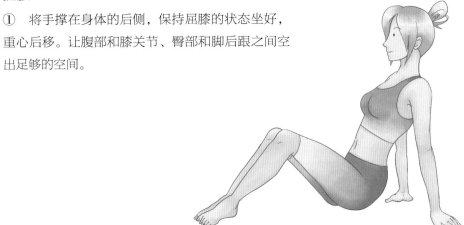

② 利用腹肌，将腹部往上挺，让头部、腹部、膝关节基本在一个平面上，保持10秒钟，重复5次。

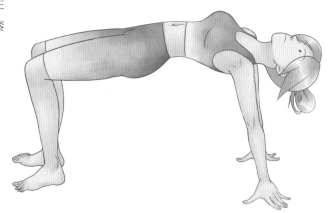

盘腿扭腰

① 取仰卧位，双手平摊于身体两侧，掌心向下，深呼吸。

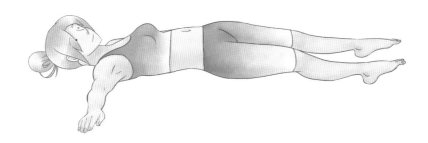

② 屈左膝，脚掌落在垫子上，小腿保持与地面垂直。吸气，屈右膝，右腿穿过左腿，缠绕在左腿上。

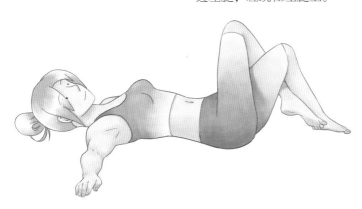

③ 呼气，双腿往左倾，膝关节尽力去贴近地面，头部右转，眼睛看向右手指尖的方向。保持5~8组呼吸后，换边重复练习。

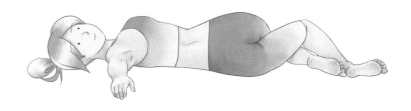

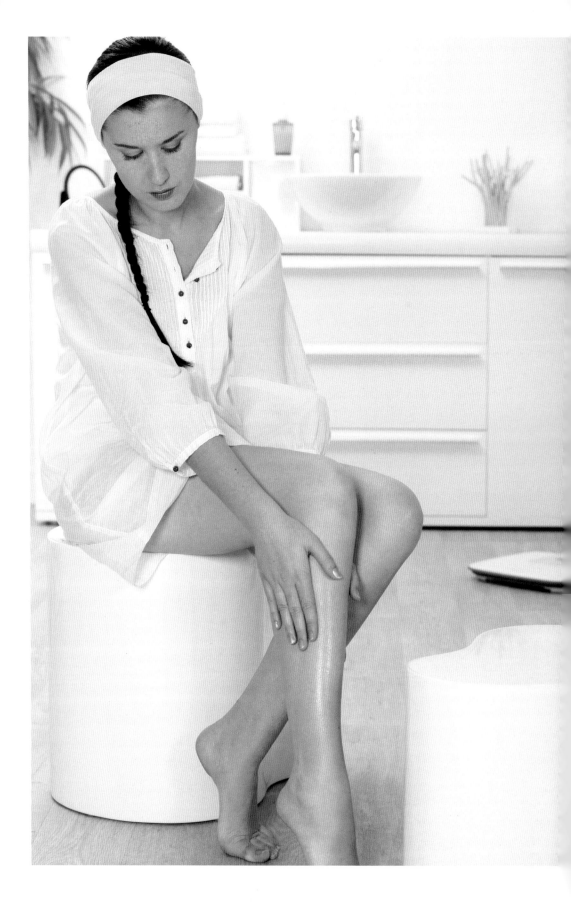

PART 3

关注腿部保养
——提升腿部活力

倘若你能更多关注腿部保养，如选择一些具有强健骨骼和肌肉的食物；平常注意腿部的保暖；空闲的时候多为腿部做做按摩……你将会发现，腿脚越来越有劲，身体的其他功能也在慢慢提升。

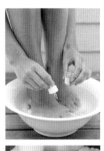
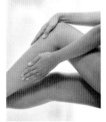
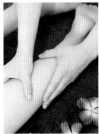
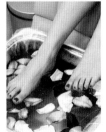

生活中保养腿部的小诀窍

寒从足下生，
腿脚保暖很重要

"诸病从寒起，寒从足下生"，做好腿脚保暖，既能预防疾病，也是自我保健的良方。简单的腿脚保暖护理，让你即使是安坐家中也能达到强身健体、延年益寿的目的。

腿脚保暖的重要性

我国古代著名的医学家孙思邈曾提出"足下暖"的见解。他认为，腿脚受寒，势必会影响人的内脏，引起胃痛等疾病。生活经验也告诉我们，脚暖则全身暖。

腿和脚在人体的下半部，距离心脏比较远，血液供应少，因而血液的循环要比上半身差，且脚背脂肪薄，保暖性能差，容易受到寒冷的刺激。如果腿脚着凉，全身健康都可能受到影响。特别是老弱病残人群，极易患上关节病、心血管疾病等。可见，腿脚保暖特别重要，尤其是在气候寒冷的冬季，更应注意。

腿脚保暖四法

穿	冬季应及早穿厚袜子配棉鞋，以暖足固肾，有冻伤史者更应早穿。鞋袜尺寸宜大些，鞋底适当厚些，以增强防寒性能；大冷天应穿带毛的高靿儿皮鞋或长筒皮靴；当袜子和鞋垫汗湿后，要及时换下或烤干，以保持干燥。
动	运动可促进全身的血液循环，改善下肢及足部的血液供应，使腿脚温暖。因此，可进行一些有氧运动，比如快走、慢跑、跳绳、踢毽子、打太极拳等。如果是在冬季运动，最好等到太阳出来以后。以免室内外温差过大，引起感冒。
泡	每天晚间临睡前用热水泡泡脚，能使血管扩张，血流加快，改善睡眠质量，促进腿脚的保暖，对保健养生都有积极的意义。
按	中医认为，冬季腿脚冰凉跟人体的气血不通畅有关，这个时候适当做些穴位按摩，如按摩足三里、合谷、大椎及涌泉等，能保持末梢血液循环良好，有效缓解症状，活血保暖。

腿脚保暖"神器"推荐

羊毛鞋垫 ⟶ 　　羊毛鞋垫采用一体真羊皮毛，能够充分吸收鞋子里的湿气，改善鞋内的穿着环境，保持脚部的干爽、舒适与温暖。

保暖家居靴 ⟶ 　　高腰设计的家居保暖靴，鞋面采用柔软、保暖性能好的羊羔绒，内里穿着舒适、保暖。鞋底用麂皮绒材质，防滑、耐磨、轻便，且走路没有摩擦音。

USB 暖脚宝 ⟶ 　　上网、看电视，腿脚越坐越冷。此时，USB 暖脚宝就派上用场了。它是毛绒拖鞋和远红外线保暖的结合品，用 USB 插头接通电脑即可预热，方便又实惠。

电热暖膝宝 ⟶ 　　膝关节总是感觉凉飕飕的，身体又怎能暖和起来？为暖膝设计的暖膝宝由水袋和供电装置组成。只需加热 8~10 分钟就可以保温 4~5 个小时，用来暖手、暖腰、暖脚和捂被都可以。

加厚混合毛袜 ⟶ 　　这款袜子外层是结实且弹性好的氨纶和橡筋，内层采用羊绒，暖和实用。既可以当地板袜，也可以穿在鞋内。由于是加厚设计，保暖功能更强！

暖脚用暖宝宝 ⟶ 　　专门用于暖脚的暖宝宝，超薄的设计，使它即使贴在袜底也不会有明显的异物感。为了保证安全，其温度也不会太高，不会造成烫伤。

可调节羽绒保暖鞋 ⟶ 　　为家中宅人们设计的羽绒保暖鞋，用轻巧有弹性的羽绒填充。羽绒内部含有大量空气，能有效阻绝冷空气。还可以压缩收藏，保暖又方便。

热敷，
缓解腿部疼痛

"温则通，通则不痛"，热敷是缓解身体疼痛的保健方法之一。当腿部疼痛时，用热毛巾、暖水袋等直接敷于患处，首先可使局部体表温度升高，促进局部血液循环，进而使肌肉、肌腱和韧带等组织松弛，解除因肌肉痉挛、强直而引起的疼痛。其次，热敷可减轻深部组织充血，使血管扩张，有助于消除坏死组织并促进组织修复。

因此，当腿部因受寒、疲劳、运动不当等原因引起疼痛时，可用热敷疗法加以缓解。

热敷的分类

干热敷 家庭中常用的热敷疗法，常用于解痉、镇痛、保暖，但穿透力不如湿热敷法。一般用热水袋，使用中应注意水温不宜过高，以40℃~50℃为宜，并仔细检查有无漏水。可根据需要及时更换热水以保持恒定的温度。

湿热敷 常用于消炎、镇痛。方法是将毛巾放在热水中浸湿拧干，放在需要热敷的部位，然后盖上干毛巾或棉垫，以保持热度。也可采用在温热的湿毛巾上放热水袋的方法。温度以不感觉烫、能耐受为原则，时间一般可持续20分钟左右。

热敷的注意事项

尽管热敷作用显著，但并非人人都适合。热敷不适合哪些人或病症？热敷时需要注意什么才能达到更好的保健功效？

◎ 敏感皮肤或有皮肤病的人群，老人、小孩、糖尿病伴有神经病变及中风患者，不宜盲目热敷。如果需要热敷，一定要注意控制温度，否则很容易烫伤。

◎ 皮肤有溃烂者，要避免在皮损表面进行热敷，以防感染或刺激皮肤，加重症状。

◎ 扭伤、拉伤等急性软组织损伤初期，皮下有瘀血，24~48小时之内是不宜热敷的，否则会加重局部肿胀。

◎ 热敷的温度不宜过高，通常40℃~50℃即可，热敷20分钟左右。如果在皮肤比较娇嫩的部位热敷，温度需要再低一些。

◎ 温度过高的热敷工具不可直接接触皮肤，且要避免长时间固定在一个部位，否则也易造成烫伤，最常见的就是热水袋使用不当导致皮肤烫伤。

用姜热敷——对抗腿部疼痛的妙招

生姜不只是一种调味品，也是一味很好的中药。其性温而辛散，除了可供食用之外，还可用于药疗，帮助抗菌、提神。受寒引起的腿部疼痛可以用生姜热敷疼痛部位，有很好的疗效。

独特疗效 达到一般热敷的效果，又能发挥生姜舒缓疼痛、温热祛寒、辅助治疗关节炎的作用。用生姜热敷，不仅可以通过提高患处周围的温度，加速血液循环，扩张血管，使血液流通顺畅，肌肉得以松弛，疼痛也能得到缓解。

具体操作 首先用手心触摸患部，确认是否发热，是否肿胀。当疼痛部位没有发热或肿胀时，把热好的生姜用纱布包裹好，放在疼痛部位，热敷10 ~ 15 分钟即可。

注意事项 皮肤破溃的患者要慎用生姜热敷；皮肤敏感者可先将薄薄的一小片生姜置于患处，无红肿、瘙痒等症状后方可使用。另外，纱布不要重复使用。

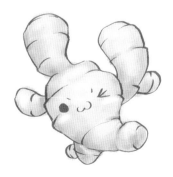

多步行
以保暖

我们知道运动能促进人体的血液循环，起到保暖的效果。而运动的形式多种多样，关于腿部保暖，我们推荐步行。

步行与保暖

民间有句老话："百练走为先。"步行能在很大程度上锻炼人的心肺功能。同时，能促进血液循环，达到保暖全身的效果。

而腿是人体的"第二心脏"，步行可以使小腿肌肉收缩，充分发挥"第二心脏"的功能，促进全身的血液流动，加快新陈代谢；步行有助于加速体内能量消耗；步行还能锻炼腿部肌肉，增强身体力量。

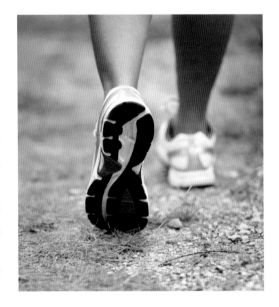

此外，世界卫生组织认定，步行是"世界上最好的运动"。有数据统计，每走一步，可推动人体50%的血液流动起来，可挤压人体50%的血管，是简单的"血管体操"；还可激发至少50%的肌肉运动，有助于保持肌肉的柔韧性。

每天坚持步行，还有助于身体消耗多余的热量，减少体内的脂肪，强健筋骨，使关节灵活，减少多种疾病的发生。

推荐的步行方式

● 道路选择

理想的步道应该是无人工铺设，最好是依地形呈现高低不平的路，如山路。这是因为当人们走在高低不平的路面上时，身体为了取得平衡会运用小腿各处的肌肉，控制脚掌的力度，保持稳定性。比起走山路，过于坚硬的柏油路反而使双脚的负担较大。

● 时间控制

每天至少坚持30分钟步行，就能让血液循环加速，改善手脚冰凉。

多晒太阳,
增加骨质

晒太阳是增加骨质,预防骨质疏松的好方法。爱护自己的双腿,不妨从晒太阳开始,补钙的同时还可增强自身免疫力,一举多得。

晒太阳实际上是在接受阳光中的紫外线照射。维生素D又叫"阳光维生素",是维持人体正常钙、磷代谢和骨骼健康的重要营养素。人体皮肤中所含的维生素D_3原通过获取阳光中的紫外线来制造、转换成维生素D,这也是人体维生素D的来源之一。如果人缺乏维生素D,就可能导致骨质疏松症、佝偻病等。

因此,经常晒晒太阳,能帮助人体补充维生素 D,增强补钙效果,增加骨质。

但一定要注意不要在日光太强的时候进行日光浴,以防对皮肤造成损害。涂抹适量防晒霜,以保护皮肤!

晒太阳的其他好处

预防皮肤病

适当接受紫外线的照射,可以有效杀灭皮肤上的细菌,增加皮肤的抵抗力。

增强人体的免疫力

晒太阳能够促进人体的血液循环和新陈代谢,增强巨噬细胞的活力和人体免疫力。

调节心情

阳光可激发大脑释放"快乐激素"的血清素,所以,经常晒太阳有助于改善心情。

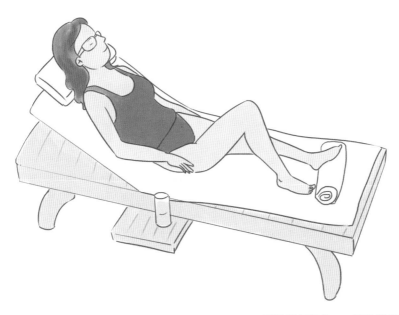

这样穿高跟鞋，
不伤腿

高跟鞋代表着高贵与典雅，可使一个人的气质得到提升，是爱美女性的必备单品。但是长期穿高跟鞋却很容易形成"肌肉腿"，伤害膝关节，损害身体健康。不过别担心，掌握了以下穿高跟鞋的诀窍，爱美的同时也可以保护好自己的双腿，穿出自信！

选对高跟鞋是关键

想要穿高跟鞋不伤腿，首先你需要挑选一双合适的高跟鞋。

购买高跟鞋一定要选对尺码，不同的品牌尺码也不一样，加上随年龄增长，脚的尺寸也会有所改变。购买高跟鞋时，一定要试穿，而且要走几步来感受尺码大小。一般建议在下午3点或4点的时候购鞋，因为一天下来身体的淋巴液会积压在下半身，比其他时间多出5%，如果是长期站立者，淋巴液会增加8%以上，这个时候选择的鞋号比较合适。

同时，就鞋来说，将鞋平放于地面上，鞋尖与地面有1cm的距离，鞋子的重心与鞋跟呈45°，或有3cm内的防水台的鞋子，是比较好的选择。

每天热敷、按摩和泡脚

每天穿完高跟鞋后，可以通过热敷、按摩和泡脚等多种方式，促进腿部的血液循环，缓解疼痛。其中，泡脚时间以15分钟为宜。

尽量减少穿高跟鞋的时间

休息时间可以暂时脱下高跟鞋，让小腿肌肉得到适当的休息。回家后别再穿高跟鞋，即使要再出门，也要坚持穿平底鞋。

多做小腿肌肉伸展运动

在小腿下方垫一个枕头，用手将脚下压，伸展小腿肌肉。每次下压维持10秒，放松，再下压，一次做10下，每天重复此运动至少3次。

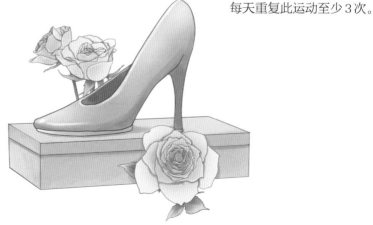

选对站姿,
减轻腿部压力

养生保健中很重要的一点就是我们应该时刻保持良好的姿势,包括站立、行走、端坐、睡眠等。其中,良好的站姿,对于减轻腿部压力,保养双腿至关重要。选对了站姿,可以让我们少得疾病,精神面貌更好,让人感觉更自信。

正确的站姿图解

正确的站姿意味着身体的每个关节都受力均匀,保持身体的重心点稳定,脊柱有自然而优美的"S"形生理曲线。日常生活中,你可以只穿内衣站在全身镜前,检查自己的站姿是否合格。

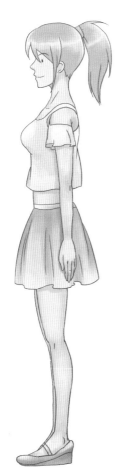
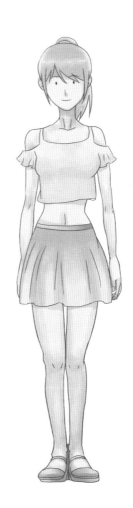

◎　眼睛平视前方

◎　下巴既不向内收,也不往外翘

◎　颈部正直,不偏向任何一侧

◎　肩部呈水平状,后展向下,
　　　但不要绷紧

◎　侧面看脊柱有自然的生理弯曲,
　　　正面看脊背伸直

◎　腹部和臀部应内收以支撑脊
　　　柱,防止腰部的过分弯曲。骨盆
　　　向后倾斜可防止腰部疼痛

◎　双腿并拢,身体重心在两腿中间

◎　从侧面看,小腿肚与脚后
　　　跟在一条直线上

正确的站姿好处多

正确的站姿除了具有减肥、消除腰背酸痛、调节激素分泌以及增加基础代谢等好处之外，还能帮助减轻腿部的压力，塑造优美的腿部线条。

对于减轻腿部压力来说，正确的站姿有助于消除腿部的浮肿，调整盆骨的扭曲、移位等，从而改善"O"形腿、"X"形腿等不良腿形。此外，正确的站姿还能促进腿部的血液循环，改善四肢冰冷等情况。

有效的站姿训练

● "九点"靠墙

贴着墙站立，使得后脑、双肩、臀、小腿、脚跟九个点紧靠墙面，并由下往上逐步确认姿势要领，每天1次，每次练习20分钟。

如果需要加大强度，可以在双膝之间夹张纸，头顶放置一本书，保持不动。

● 山式站姿

双脚并拢站立，两个足大趾相触，双腿向上伸展，双膝向前。内收腹肌，尾骨稍向前送，塌后腰，借着腰部的延伸和肋骨的上提，拉长脊柱。肩膀向后下方压。双臂、双手轻柔地向下延伸。

站立踮脚尖，
腿部不酸痛

踮脚尖是个很不错的有氧运动，不受场地限制，只要是站立的状态随时随地都可以做到，能轻松缓解腿部酸痛，日常生活中不妨多练习下。

护腿效果

有科学研究显示，当人在踮起脚尖时，双侧小腿后部肌肉每次收缩时挤压出的血液量，大致相当于心脏排血量。可见，踮脚尖可以通过锻炼小腿后侧肌肉，使下肢血液回流顺畅，防止静脉曲张，增强踝关节的稳定性，从而缓解腿部因为长时间站立而引起的酸痛等不适。

此外，踮脚尖的同时，脚踝和膝关节也得到了不同程度的锻炼，这对纠正腿形，避免膝关节损伤也有益处。

运动方法

　　双脚并拢着地，用力抬起脚后跟，然后放松落下。在踮起脚尖的同时也可以顺势把双手抬起，举过头顶，伸展全身。

　　建议 1 小时左右做 1 次踮脚运动，每日做 20~30 次。

　　除了站立踮脚尖外，你还可以选择踮脚尖走路，坐着踮脚尖，以及躺着勾脚尖等，同样可以起到缓解腿部酸痛的护腿效果。

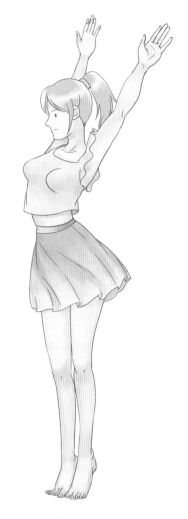

tips

　　老年人练习踮脚尖时应注意安全，以免站立不稳而摔倒。患有较严重的骨质疏松症的人最好不做。

"坐"得好,
血液循环更顺畅

生活中无论是学习、工作、参加会议、会客交谈、娱乐休息都离不开坐。正确而优雅的坐姿是一种文明行为,它既能体现一个人的形态美,又能体现行为美。不仅如此,"坐"得好,还能促进身体的血液循环,对身体健康有利。

正确的坐姿带给你健康

坐姿通常是指人在坐着时候的姿态,保持正确的坐姿对于健康至关重要。

正确的坐姿能让全身的骨骼恢复到正确的位置,纠正身体某些部位的歪斜、扭曲,既能消除肌肉疲劳,也能改善身体尤其是下半身的血液循环,进而减轻身体的各种不适症状,消除浮肿、身体僵硬等现象。

坐姿如果不正确还长期久坐,除了看起来没精神外,也容易腰酸背痛,甚至使脊柱弯曲、变形。例如,跷着"二郎腿"久坐,由于双腿互相挤压,会妨碍腿部血液循环。久而久之,就造成了腿部静脉曲张,严重者会造成腿部溃疡、静脉炎、出血等。而托着下巴的坐姿,身体为支撑上身,脊柱会变得弯曲。弯腰驼背坐时,头部会不自觉后仰、下巴抬高,头部重量集中在颈部后方,造成肌肉收缩,血液循环不畅,长此以往,易诱发颈椎病。如果是斜靠在椅背上坐,会使腹部无法用力,小腹凸出,也会加重腰部负担,导致脊柱变形。

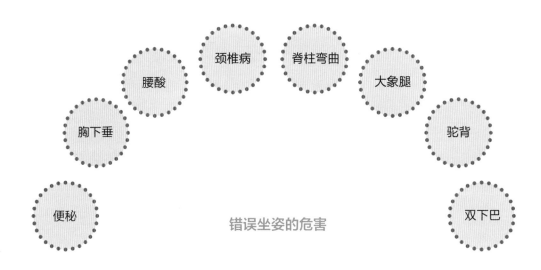

错误坐姿的危害

正确的坐姿图解

日常生活中的你，是否觉得坐久了，腰酸背痛，浑身不舒服？也许是你长久以来都采用了不正确的坐姿。现在开始，换换你的坐姿吧，让它帮你塑造优美的身体曲线！

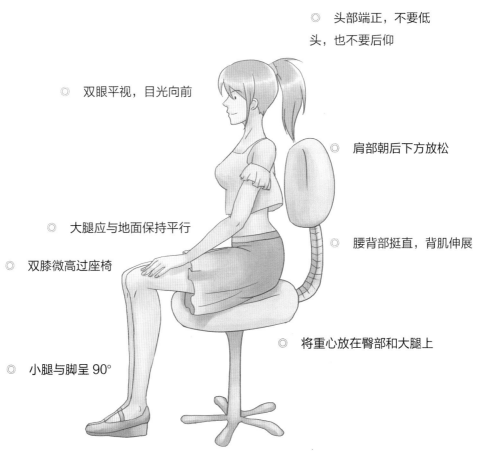

◎ 头部端正，不要低头，也不要后仰

◎ 双眼平视，目光向前

◎ 肩部朝后下方放松

◎ 大腿应与地面保持平行

◎ 腰背部挺直，背肌伸展

◎ 双膝微高过座椅

◎ 将重心放在臀部和大腿上

◎ 小腿与脚呈90°

◎ 双脚着地，双脚分开与髋部等宽

"干洗腿",
有效缓解腿部疲劳

俗话说："树老根先枯，人老腿先衰。"可见，保持腿部活力，有助于延缓衰老，而"干洗腿"就是保养腿部的有效方法之一。那么，"干洗腿"是什么？怎么做？又有什么神奇功效呢？

对于久坐族、久站族来说，腿部疲劳是在所难免的。尤其是人到中老年以后，腿部肌肉开始萎缩，骨质逐渐疏松，韧性降低。怎样才能保证腿部活力呢？不妨试试"干洗腿"吧，无论是在床上还是凳子上都可以做，轻松缓解腿部疲劳，延缓衰老。

"干洗腿"的好处

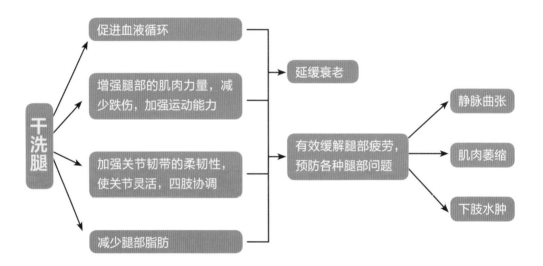

操作方法

用两只手抱着一侧大腿，用力从大腿根部逐渐向下搓揉，一直搓到脚踝，再从脚踝往上搓揉至大腿根部。用同样的方法搓揉另一条腿。每日1次，每次10~20遍。

---

tips

在做"干洗腿"运动之前最好活动一下四肢，做好准备活动；搓揉的时候最好涂些精油或者身体乳，保护好腿部的肌肤。

泡脚,
改善下肢血液循环

脚离人体的心脏最远,而负担最重,也最容易出现血液循环不畅。早在几千年前,中医就很重视对双足的锻炼和保养,并运用足部泡脚按摩来防病治病。民间有俗语称"富人吃补药,穷人泡泡脚",由此可见泡脚的作用之大。

泡脚的功效

泡脚,是多数人乐于接受的保健方式之一。用热水泡脚时,脚部的温度上升,末梢血管逐渐发生扩张,脚部血流量随之增加。因此,泡脚具有改善局部血液循环、温阳暖体的功效,特别对于下肢血液循环不畅的人有好处。

从中医学角度而言,脚上有人体各脏腑器官的反射区和穴位,热水泡脚,可温热地刺激脚部的反射区、穴位和经络,对身体各部位有较好的保健功效。

此外,国内外大量研究证实,热水泡脚还有助眠的作用。足部有丰富的神经末梢和毛细血管,用热水泡脚对神经和毛细血管有温和良好的刺激作用。这种温热刺激反射到大脑皮质,对大脑皮质起到抑制作用,从而改善睡眠。

泡脚方推荐

在了解了泡脚的功效之后,推荐下面这个泡脚秘方。

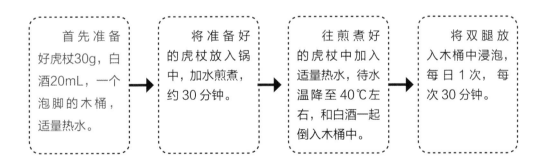

首先准备好虎杖30g,白酒20mL,一个泡脚的木桶,适量热水。 → 将准备好的虎杖放入锅中,加水煎煮,约30分钟。 → 往煎煮好的虎杖中加入适量热水,待水温降至40℃左右,和白酒一起倒入木桶中。 → 将双腿放入木桶中浸泡,每日1次,每次30分钟。

tips

泡脚的水温应控制在40℃左右,要求热而不烫,在泡脚过程中要及时补充热水,以维持一定的水温。泡脚后不宜马上睡觉,最好先喝点温水,补充水分,约半小时后再去睡觉。

用芳香浴促进循环，
改善虚寒体质

每天晚上临睡前，来一次芳香浴，让植物中的独特香气帮助你放松疲惫的身心，驱走体寒，消除腿部的不适吧！

● **方法**

利用专用香熏灯来加热芳香精油，即将水放在精油灯的盘子里，滴进1~5滴精油，再把点上火的蜡烛放在盘子底下加热，在其挥发的香味下进行芳香浴。此外，也可以在浴缸里滴入几滴精油，进行沐浴。

● **功效**

植物精油的芳香本身可以让人身心放松，而精油中的有效成分对人体健康也有益。每天进行一次芳香浴，可以加速全身的血液循环，对于改善虚寒体质、消除腿部浮肿、促进全身的血液循环、缓解精神压力等有明显的效果。如果能在洗澡的同时配合做做舒展操或按摩腿部，效果更佳。

注意事项

◎ 浴室和更衣室温差不要太大，以免刺激皮肤的毛孔收缩，不利于血液循环。

◎ 洗澡前应先预热，使身体从一个环境进入另一个环境时有一个自然过渡，以免温度骤变对身体产生不利刺激。

芳香精油的选择

美肤	玫瑰、春黄菊
治疗寒证	杜松、迷迭香
改善睡眠	薰衣草、马约兰
缓解痛经	天竺葵、香丹参
舒缓精神压力	薰衣草、春黄菊
减少腿部浮肿	杜松、丝柏

优质睡眠，
使腿部得到放松

睡觉是保护腿部的良好方式，人每天都要睡觉，这里也是有很多讲究的。下面的睡眠小建议，在保证优质睡眠、放松身心的同时，还能保护腿部健康。

选择舒适的睡姿

舒适的睡姿对保护腿部至关重要。

舒适的睡姿可使人从睡眠中得到彻底放松，是保证睡眠质量的关键因素。如果腿部或身体有不适，可适当调整睡姿，以放松身体，帮助入眠。

如果腿部有疼痛的感觉，可以使疼痛的一侧成弯曲状，把一条卷好的毛巾垫在下面，这样睡觉就会比较轻松。

有时屈膝后，疼痛反而会变得剧烈。此时可以把疼痛的一侧腿抬高，倾向外侧或内侧，不痛的那一侧自然弯曲，可得到缓解。

营造良好的睡眠环境

睡眠环境是影响睡眠质量的一个关键因素。想要睡得更舒适，可注意以下几点：

◎ 保证卧室的安静。

◎ 卧室灯光要柔和。

◎ 枕头以一个拳头立起来的高度为佳，且要经常清洗枕套，更换枕芯。

◎ 要睡在床铺上，不要睡在地板上。地板太硬，睡觉时会对双膝造成很大的负担，早上起床时会浑身酸痛。

◎ 注意被子的重量，建议选择较为轻巧的被子，不会给身体造成负担，营造一个舒适的睡眠状态。

保证充足的睡眠时间

睡眠充足才能使人精力充足，免疫力提高，为保证睡眠充足，需合理安排每日睡眠时间。

◎ 午餐后先休息40分钟左右，再睡20～30分钟，能使劳累一上午的大脑和肌肉得到暂时的休息。上班族如果中午休息时间短，也可以在午餐后坐着闭目养神。

◎ 夜间熟睡能使身体得到充足的休息，放松疲劳的身心，保证第二天有效率地工作。每天应保证7~8小时的睡眠时间。

做睡前伸展操

睡前做一些简单的放松运动，不仅可以让人睡得香，一觉睡醒起来会觉得全身舒适，还可以消耗掉一定的脂肪。比如说睡前伸展操就有助于缓和在一天的工作、活动后肌肉产生的紧张感，帮助放松紧绷肌肉，促进血液循环，并提高睡眠品质。

睡前伸展操可在每日睡前20～30分钟做，具体操作方法为：平躺在床上，双脚抬起至与床面垂直，稍微屈膝，双手伸直，抓住脚掌心，停留8～10次呼吸，再左右摇摆四肢，重复8次。

健康饮食提升腿力

均衡营养，
为健康打好基础

健康有四大基石，分别是合理的膳食，适量的运动，平衡的心态以及充足的睡眠。其中，合理的膳食是健康的第一大基石，也是四大基石的物质基础。

营养与营养素

营养是指人体消化、吸收、代谢和利用食物或营养物质的过程，也是人类从外界获取食物满足自身生理需要的过程。它是一种全面的生理过程，而不是专指某一种养分。

营养素是指食物中可给人体提供能量、构成机体组织和帮助机体组织修复以及具有生理调节功能的化学成分。凡是能维持人体健康以及提供生长、发育和劳动所需要的各种物质称为营养素。人体有 7 种必需的营养素和其他多种非必需营养素。

合理膳食，提升腿力

日常生活中，人们通过各种食物组成的膳食，获得人体需要的多种营养物质，以维持生长发育、新陈代谢的需要。人的每一个细胞活动都需要营养素的支持，如果某种营养素缺乏，细胞的正常新陈代谢就会受到影响。如果严重缺乏，将"牵一发动全身"，使人的整体功能下降，直接导致健康状况的恶化，引发各种疾病。由此可见，合理的膳食对于维护人体健康至关重要。

在日常饮食中，要注意膳食合理，均衡摄取多种营养物质，做到不偏食、不挑食，提高人体的免疫力，为健康打好基础。

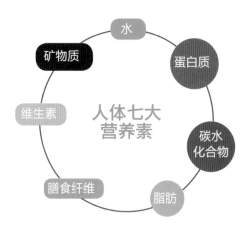

适量补充蛋白质，
提升腿部肌力

肌肉的生长和发育需要充足的蛋白质供给。为提升腿部肌力，饮食中应适量补充蛋白质。而且，最好保证优质蛋白质的供给，如动物性蛋白质、豆制品等。

蛋白质与腿部肌力

蛋白质是有机高分子含氮化合物，构成蛋白质的基本单位是氨基酸，它是机体最重要的氮源，是生命和运动的物质基础。可以说，没有蛋白质就没有生命。

肌肉的松弛与收缩主要是由以肌球蛋白为主要成分的粗丝以及以肌动蛋白为主要成分的细丝相互滑动来完成的。如果人体内缺乏蛋白质，就会造成肌肉萎缩，骨质的韧性降低，易骨折。

多补充优质蛋白质

● 大豆及其制品

不仅富含优质蛋白质，其必需氨基酸的组成比例也符合人体需求，易被人体吸收利用。同时，豆制品中还含有较多的钙和不饱和脂肪酸，有益人体健康。

例如，黄豆、豆浆、豆腐、腐竹等。

● 鱼及海鲜类

含有丰富的动物性蛋白质与不饱和脂肪酸，有些还含有多种人体缺乏的维生素和矿物质，如维生素A、维生素B_{12}、维生素D等，能为人体提供更为均衡的营养。

例如，草鱼、鳕鱼、虾米、蛤蜊等。

● 蛋类

蛋类是人类理想的蛋白质来源，其营养成分几乎能完全被人体吸收利用。蛋类中还含有丰富的卵磷脂、维生素B_2和多种微量元素，对促进肌肉生长发育非常有益。

例如，鸡蛋、鸭蛋、鹌鹑蛋等。

● 乳制品及其他

乳制品中也含有丰富的优质蛋白质，是人们摄取蛋白质的最佳饮食来源。此外，一些常见的肉类同样蛋白质丰富，还含有部分维生素和矿物质，能满足人体对营养的需求。

例如，酸奶、牛奶、猪肉等。

补充 B 族维生素，
加速身体新陈代谢

　　B 族维生素是维持我们生命活动重要的营养素之一，其主要功能有三，即维护正常的神经活动、帮助心脏正常地运转、维护消化系统的健康，从而加速身体的新陈代谢，对于提升腿部活力有积极意义。

维生素 B_1

猪腿肉
大豆
花生
火腿
黑米

小麦胚芽
动物肝脏

维生素 B_2

香菇
奶酪
全麦制品
绿豆
芝麻

鸡蛋
鱼类

维生素 B_{12}

鸡肝
牛肉
牛奶
贝类
豆豉

维生素 B_6

土豆
米糠
坚果
果仁
鱼类

绿叶蔬菜
酵母

叶酸

芦笋
柑橘
香蕉
哈密瓜
黄豆

保证充足的钙质，
预防骨质疏松

保证充足的钙质对于预防骨质疏松症、提升腿部活力具有重要意义。日常生活中，要注意积极摄取富含钙质的食物。

钙与骨质疏松

骨质疏松症是以骨量减少、骨组织的化学成分正常、显微结构退行性变和骨折的危险性增高为特征的疾病，临床表现为软弱无力、腰背痛、骨痛、骨骼变形。骨质疏松症主要分为两大类，即原发性骨质疏松症和继发性骨质疏松症。不论是先天还是后天，是原发还是继发，都与钙缺乏关系密切。

这是因为，钙是构成人体骨骼的重要组成部分，具有"养骨"的作用。在医学上，钙进入血液叫钙的吸收，钙转化为骨骼叫作转化。养生先养骨，保证充足的钙质能修复脆弱的骨骼，强健骨骼，起到预防骨质疏松，保护腿部健康的作用。

日常巧补钙

牛奶是日常饮食中摄取钙的最好来源，每1mL牛奶中大概含有1mg钙，且其吸收率较高。大豆制品，如豆腐、豆腐皮、豆浆等也是钙的良好来源，宜每天食用。此外，日常生活中，多喝骨头汤，吃点虾皮、海藻类、绿色蔬菜等也能帮助身体摄取钙元素，促进钙吸收。

除了通过饮食获得钙质外，平时多进行户外运动，晒晒太阳，有利于补充维生素D，也能促进钙的吸收和转化。

对于骨质疏松症患者而言，建议在医生的指导下每天服用适量钙剂，弥补钙的不足，促进骨骼康健。

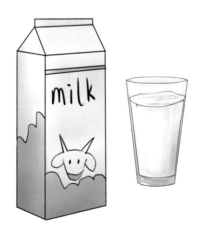

tips

营养学家建议，健康成人每日摄入钙为 800~1000 mg，绝经后妇女为 1000~1500mg，65 岁以后的男性以及其他具有骨质疏松症危险因素的患者，推荐钙的摄入量为 1500mg/ 天。

提升腿部活力的食谱推荐

　　除了适量的活动外，腿部健康也需要均衡的饮食。了解保养腿部的要点，并将这些保养建议运用到日常生活中，能为健身保健提供帮助。下面就推荐一些有助于提升腿部活力的食物，供读者参考。

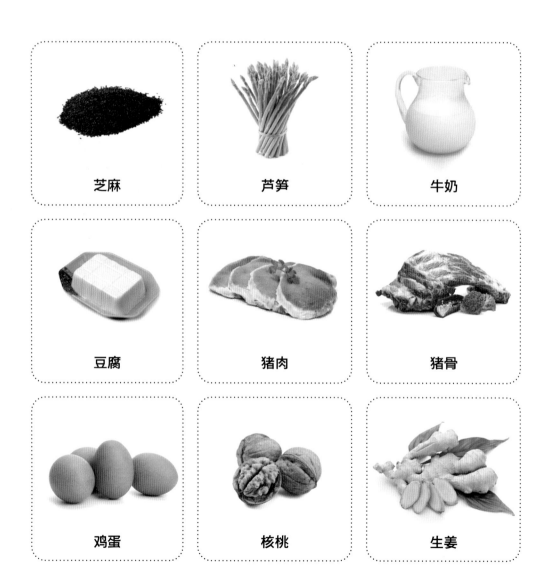

芝麻	芦笋	牛奶
豆腐	猪肉	猪骨
鸡蛋	核桃	生姜

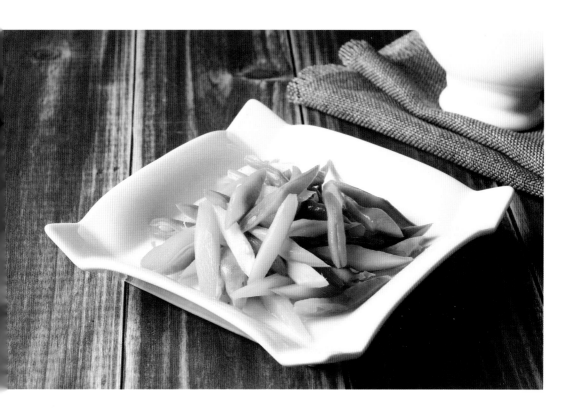

香蒸蔬菜

原料

四季豆 ·················50g

芦笋 ·····················75g

调料

椰子油 ·············5mL

盐 ·····························3g

做法

1. 洗净的四季豆斜刀切段。
2. 洗净的芦笋拦腰切断,去老皮,斜刀切段。
3. 往备好的碗中放上芦笋、四季豆。
4. 加入盐、椰子油,待用。
5. 电蒸锅注水烧开,放上食材。
6. 加盖,蒸 10 分钟。
7. 揭盖,取出蒸好的蔬菜即可。

【营养功效】

芦笋富含 B 族维生素和人体所需的多种氨基酸,具有增强免疫力、防癌抗癌的功效。经常食用芦笋,有助于加速身体的新陈代谢,提升腿部活力。

扫一扫看视频

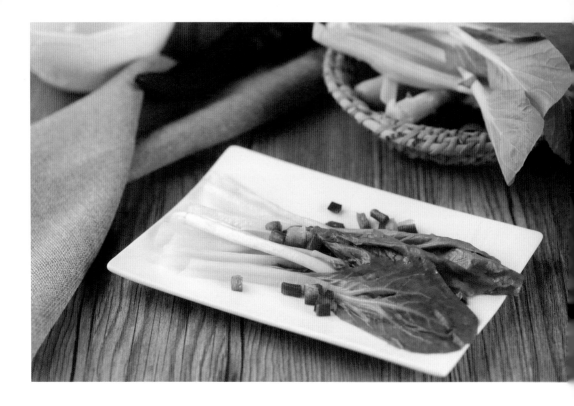

芝麻酱拌小白菜

原料

小白菜 ·············160g

熟白芝麻 ··········10g

芝麻酱 ·············12g

调料

红椒 ·············少许

盐 ·············2g

鸡粉 ·············2g

生抽 ·············6mL

芝麻油 ·············适量

做法

1. 将洗净的小白菜切长段，洗好的红椒切成粒。

2. 取一个碗，倒入生抽、鸡粉、芝麻酱、芝麻油、盐，加水拌匀。

3. 撒上备好的熟白芝麻，制成味汁，待用。

4. 锅中注入水烧开，放入切好的小白菜，拌匀。

5. 煮约1分钟，至其断生后捞出，沥干水分。

6. 取一个大碗，放入小白菜，倒入味汁，拌至食材入味。

7. 再撒上切好的红椒粒，拌匀。

8. 另取一个盘子，盛入拌好的菜肴即成。

【营养功效】

　　本品的美容养颜效果显著，尤其适合爱美的女性食用。其中，小白菜含有的维生素B_1、维生素B_6，能有效提升腿部肌力，改善下肢浮肿等不适。

扫一扫看视频

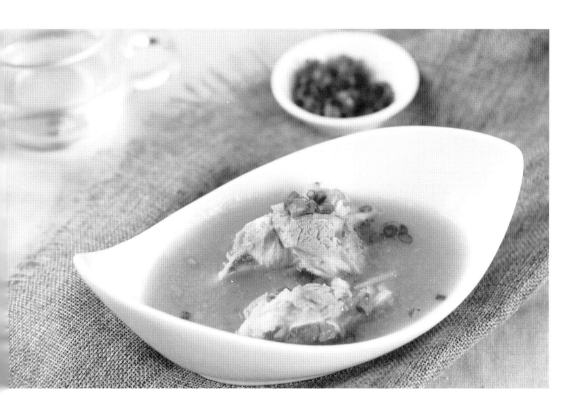

骨头汤

原 料

猪大骨 ·············850g

调 料

盐 ······················2g

鸡粉 ··················2g

胡椒粉 ············少许

姜片 ··············少许

葱花 ··············少许

做 法

1. 锅中注入适量的清水，大火烧开。
2. 倒入洗净的猪大骨，余去血水和杂质。
3. 将猪大骨捞出，沥干水分，待用。
4. 砂锅中注入适量的清水，大火烧开。
5. 倒入猪大骨、姜片，搅拌匀。
6. 盖上锅盖，大火煮开后转小火炖1小时。
7. 掀开盖，加入盐、鸡粉、胡椒粉，搅拌调味。
8. 将煮好的汤盛出，装入碗中，撒上葱花即可。

【营养功效】

　　猪骨含磷酸钙、骨胶原蛋白、维生素等成分，具有强筋健骨、增强免疫力、增进食欲等功效。多喝骨头汤能有效预防骨质疏松，保护腿部健康。

扫一扫看视频

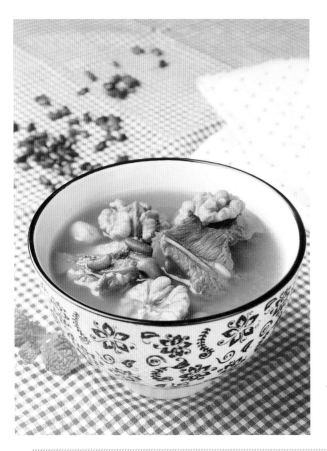

核桃花生双豆汤

原料

排骨块 …………… 155g

水发赤小豆 ……… 45g

花生米 …………… 55g

核桃 ……………… 70g

水发眉豆 ………… 70g

调料

盐 ………………… 2g

做法

1. 锅中注入适量清水烧开，放入洗净的排骨块，余片刻。

2. 关火后捞出余好的排骨块，沥干水分，装盘待用。

3. 砂锅中注水烧开，倒入排骨块、眉豆、核桃、花生米、赤小豆，拌匀。

4. 加盖，大火煮开后转小火煮3小时至熟。

5. 揭盖，加入盐，稍稍搅拌至入味。

6. 关火后盛出煮好的汤，装入碗中即可。

【营养功效】

　　此汤品中的核桃含有对腿部健康有益的蛋白质、不饱和脂肪酸、维生素 E、钙、镁、硒等营养成分。常喝此汤能满足身体对蛋白质、钙的需求，美味又滋补。

扫一扫看视频

鱼头豆腐汤

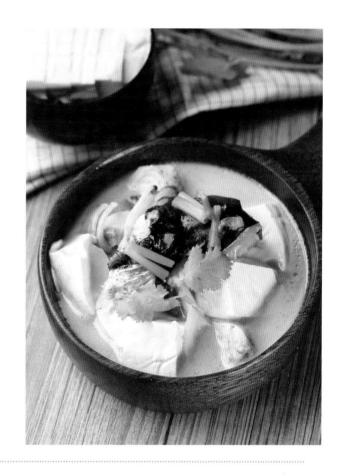

原 料

鱼头·················350g

豆腐·················200g

调料

盐·····················2g

胡椒粉··············2g

鸡粉···················3g

料酒·················5mL

食用油··············适量

姜片·················少许

葱段·················少许

香菜叶··············少许

做 法

1. 洗净的豆腐切块。

2. 用油起锅，放入姜片，爆香。

3. 倒入鱼头，加入料酒，拌匀。

4. 注入适量清水，倒入豆腐块。

5. 大火煮约12分钟，至汤汁呈现奶白色。

6. 加入盐、鸡粉、胡椒粉，拌匀。

7. 放入葱段，拌匀，稍煮片刻至入味。

8. 关火后盛出煮好的汤，装入碗中，放上香菜叶即可。

【营养功效】

　　鱼头豆腐汤一般人群皆可食用。其中，豆腐富含蛋白质和钙，经常食用可促进腿部肌肉的修复，预防骨质疏松、骨折等。

扫一扫看视频

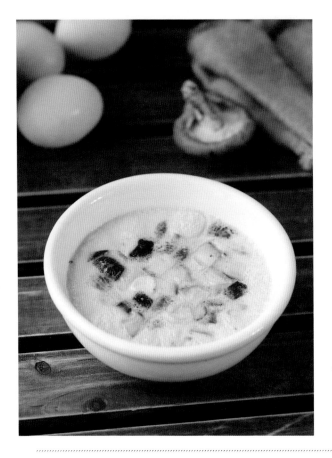

菌菇蛋羹

原料

香菇·····················40g

鸡蛋液············· 100g

调料

盐·························2g

鸡粉······················2g

食用油···············适量

做法

1. 洗净的香菇去蒂切条，再切成丁。

2. 热锅注油烧热，倒入香菇，炒香。

3. 加入盐、鸡粉，翻炒片刻，关火后盛出，待用。

4. 鸡蛋液搅散，倒入香菇，混匀，待用。

5. 摆上电蒸笼，放入食材。

6. 盖上锅盖，调整旋钮调至 15 分钟时间刻度。

7. 待蒸好后，调整旋钮切段电源。

8. 掀开锅盖，将蒸蛋取出即可。

【营养功效】

　　香菇含有 B 族维生素、铁、钾、维生素 D、蛋白质等成分，这些营养成分对于维护腿部健康有着积极的作用。此外，还能增强免疫力，延缓衰老。

扫一扫看视频

鸡蛋炒豆腐

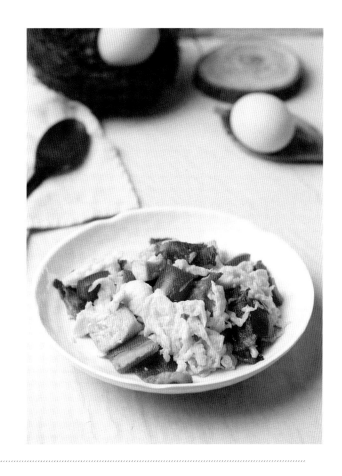

原料

鸡蛋·····················3 个

豆腐·····················230g

培根·····················25g

调料

盐·························3g

鸡粉·····················少许

食用油·················适量

彩椒·····················10g

葱花·····················少许

做法

1. 洗净的豆腐、彩椒、培根分别切成小块，备用。

2. 把鸡蛋打入碗中，加入盐、鸡粉，拌匀成蛋液，待用。

3. 煎锅置火上，注入食用油，烧至三四成热，倒入豆腐块，晃动煎锅，用小火煎至呈焦黄色，撒上盐，倒入培根，轻轻翻炒至散出香味。

4. 放入彩椒，炒至食材熟透；盛出食材，装盘待用。

5. 用油起锅，倒入蛋液，用小火煎一会儿，倒入炒过的食材，翻炒均匀。

6. 关火后盛出炒好的菜肴，装入盘中即成。

【营养功效】

　　豆腐除有帮助消化、增进食欲的功能外，对牙齿、骨骼的生长发育也颇为有益，经常食用可补充人体对蛋白质的需求，预防肌肉萎缩。

扫一扫看视频

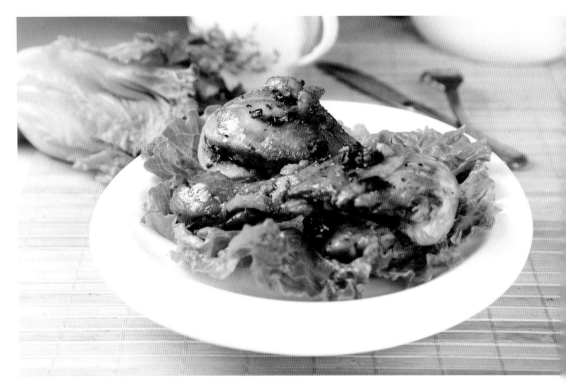

豆豉酱蒸鸡腿

原料

鸡腿·················· 500g

洋葱·················· 25g

调料

料酒··················5mL

生抽··················5mL

老抽··················5mL

白胡椒粉·············2g

盐····················2g

豆豉酱················20g

蚝油··················3g

姜末··················10g

蒜末··················10g

葱段··················5g

做法

1. 处理好的洋葱切成丝，处理干净的鸡腿切开。

2. 取一个碗，倒入鸡腿、洋葱丝、蒜末、姜末。

3. 再放入葱段、豆豉酱、盐、蚝油、料酒。

4. 淋入生抽、老抽，放入白胡椒粉，搅拌均匀。

5. 用保鲜膜将碗包好，放入冰箱腌制2个小时。

6. 取一个盘，将腌渍好的鸡腿摆放好。

7. 蒸锅上火烧开，放入鸡腿，小火蒸20分钟至熟透。

8. 掀开锅盖，取出鸡腿即可。

【营养功效】

　　鸡肉含有蛋白质、脂肪、维生素 B_2、维生素 PP 等成分，具有增强免疫力、美容润肤等功效。多吃鸡肉可以帮助肌肉增长，维持腿部的肌肉力量。

扫一扫看视频

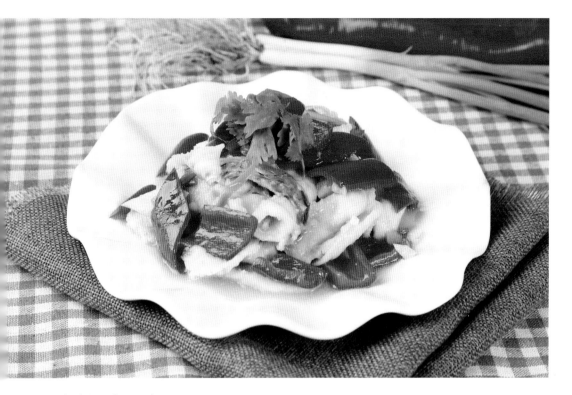

滑熘鱼片

原 料

草鱼肉 ···············150g

红椒 ····················60g

鸡蛋清 ············ 10mL

调 料

盐 ························3g

料酒 ·················5mL

水淀粉 ··············5mL

鸡粉 ····················3g

白糖 ····················3g

食用油 ···············适量

蒜末 ····················3g

姜片 ····················5g

葱段 ···················适量

香菜 ····················8g

生粉 ····················8g

做 法

1. 草鱼肉斜刀切成薄片，放入盐、料酒、鸡蛋清，拌匀，腌渍 10 分钟，倒入生粉拌匀，待用。

2. 洗净的红椒对半切开，去籽，切成菱形片。

3. 热锅注油烧热，倒入鱼片，搅开，油炸至金黄色，捞出放入盘中待用。

4. 热锅注油，倒入葱段、姜片、蒜末，爆香，倒入红椒，炒匀，加入料酒、清水，撒上盐、鸡粉、白糖，拌至入味，倒入鱼块，炒匀，加入水淀粉收汁勾芡。

5. 将炒好的菜肴盛入盘中，撒上香菜即可。

【营养功效】

　　草鱼肉质细嫩，有增强免疫力、增进食欲等作用。其硒元素的含量也较高，经常食用有抗衰老、养颜美腿的功效，爱美的女性不妨多吃点草鱼。

扫一扫看视频

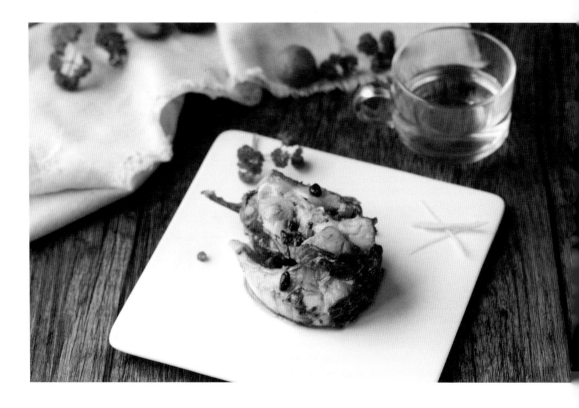

黄金草鱼

原料

草鱼肉 ……………… 250g

豆豉 ………………… 20g

花生仁 ……………… 200g

调料

盐 …………………… 2g

鸡粉 ………………… 少许

胡椒粉 ……………… 少许

五香粉 ……………… 少许

生抽 ………………… 5mL

料酒 ………………… 4mL

葱末 ………………… 少许

姜丝 ………………… 少许

做法

1. 洗净的草鱼肉切块，装碗，加盐、料酒、胡椒粉、五香粉，腌渍10分钟。

2. 把榨油机接通电源，预热5分钟，倒入花生仁，榨出油，放凉待用。

3. 电陶炉接通电源，放上黄金煎盘，高温加热，倒入适量花生油。

4. 放入草鱼块，煎出香味，再来回翻转鱼块，煎至两面呈金黄色。

5. 撒上豆豉、姜丝、葱末，煎出香味。

6. 加入鸡粉，淋上生抽，再煎一小会儿，至食材熟透。

7. 按电陶炉的开关键停止工作，然后盛出菜肴即可。

【营养功效】

草鱼含有优质蛋白质，适量食用草鱼能维持肌肉活力，增强肌肉力量，从而促进腿部活力的提升。

扫一扫看视频

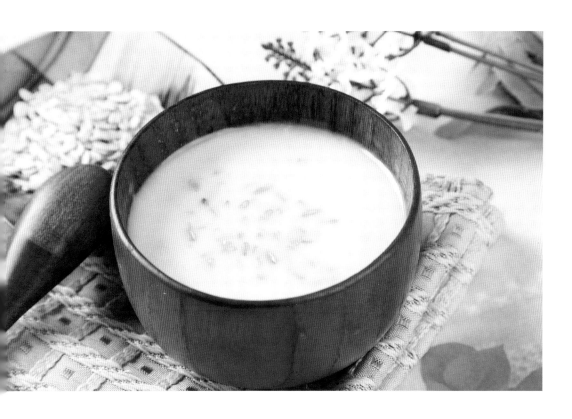

牛奶麦片粥

原 料

燕麦片 ……………… 50g

牛奶 …………… 150mL

调 料

白砂糖 …………… 10g

做 法

1. 砂锅中注入少许清水烧热，倒入备好的牛奶。

2. 用大火煮沸，放入备好的燕麦片，拌匀、搅散。

3. 转中火，煮约 3 分钟，至食材熟透。

4. 撒上适量白砂糖，拌匀、煮沸，至完全溶化。

5. 关火后盛出煮好的牛奶麦片粥，装入碗中即成。

【营养功效】

　　燕麦片含有维生素 B_1、维生素 B_2、维生素 E、叶酸、钙、磷、铁、锌等，可改善血液循环、预防骨质疏松，还具有降糖、减肥等功效。

扫一扫看视频

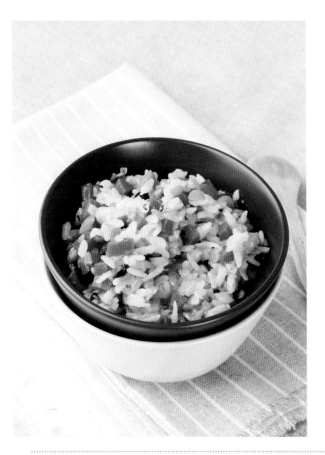

胡萝卜黑豆饭

原料

水发黑豆 ··············60g

豌豆 ·················60g

水发大米 ·········· 100g

胡萝卜 ·················65g

做法

1. 洗净去皮的胡萝卜切厚片，切条，再切丁。

2. 奶锅注水烧开，倒入备好的黑豆、豌豆，稍稍搅拌，余片刻后捞出食材，沥干，放凉待用。

3. 将黑豆和豌豆混合在一起细细切碎，待用。

4. 奶锅中注水烧开，倒入泡好的大米，放入切碎的黑豆、豌豆、胡萝卜，搅拌匀。

5. 用大火煮开，撇去浮沫，转小火，煮20分钟。

6. 关火，再用锅里的热气焖5分钟，盛出装入碗中即可。

【营养功效】

黑豆中含有丰富的蛋白质、维生素E、花青素和异黄酮等营养物质。其中维生素E和花青素可预防腿部肌肉的老化，异黄酮可促进人体对钙质的吸收，预防骨质疏松症。

扫一扫看视频

糙米牛奶

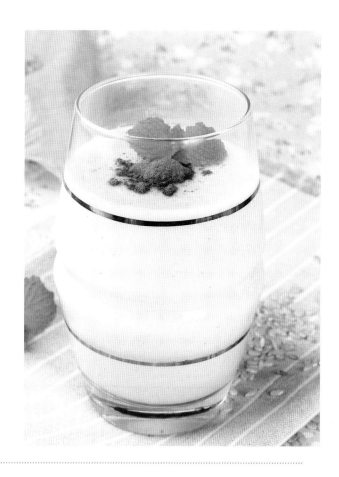

原料

牛奶·············· 60mL

水发糙米 ··········170g

香草粉 ···············15g

抹茶粉 ···············15g

肉桂粉 ···············15g

调料

盐·····················2g

白砂糖 ················2g

食用油 ············适量

做法

1. 取出榨汁杯，放入泡好的糙米，注入约150mL的凉开水。

2. 加入盐、白砂糖，淋入食用油。

3. 盖上盖，将榨汁杯安在榨汁机上，榨成糙米汁。

4. 锅置火上，倒入糙米汁，用中小火煮至微开。

5. 倒入肉桂粉，注入约500mL清水，稍煮2分钟，边煮边搅拌。

6. 倒入牛奶、香草粉，搅拌均匀，续煮1分钟。

7. 关火后盛出煮好的糙米牛奶，放上抹茶粉即可。

【营养功效】

糙米的营养价值高于精米，将糙米加以牛奶煮制，既能呵护胃部、增强体质，又能瘦腿排毒。此外，还可安抚神经，达到助眠的效果，建议睡前食用。

扫一扫看视频

疏通腿部经络，调畅全身气血

穴位
疗法

人体的穴位，就好比铁路运输线上的一个个站点，是人体脏腑经络气血输注的特殊部位。中医认为"通则不痛，不通则痛"，人的许多疾病，往往是气血循环不畅引起的。我们每个人都希望自己可以健健康康的没有疾病，然而身体时常跟美好的愿望"作对"，时不时出现些小毛病。此时，按摩穴位是很不错的保健方法。然而，要达到按摩效果，以下两点很关键。

针对病证选穴位

中医有个非常著名的治疗规律，叫作"腧穴所在，主治所在"。这与局部选穴法的理论不谋而合。另外，还可依据表里经选穴、同名经选穴、辨证选穴、经验选穴等。

刚柔并济是关键

选好了穴位，要想使按摩呈现最佳的效果，力度控制是关键，就是要做到刚柔相济。按摩时，不能过于用力，使用蛮力会对身体造成伤害，比如眼睛周围，只要轻轻触压即可。但手法又不能太轻了，否则达不到应有的效果。

揉按阴廉穴

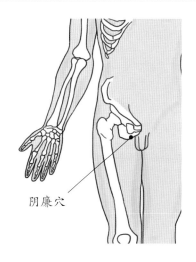

阴廉穴

【取穴】阴廉穴位于大腿内侧，当气冲穴直下2寸，大腿根部，耻骨结节的下方，长收肌的外缘。

【操作】取坐位，将大拇指放在阴廉穴上，其余四指顺势放在大腿上。用力揉按阴廉穴，以有酸胀感为宜。左右穴位每次各按压3~5分钟，或两侧同时进行揉按。

【功效】阴廉穴具有调经止带、通利下焦、收引水湿的功效。按摩刺激此穴对少腹疼痛、腰腿痛、下肢痉挛等病症有很好的疗效。

按压环跳穴

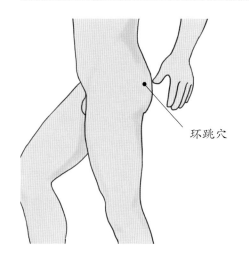

环跳穴

【取穴】环跳穴位于臀外下部，当股骨大转子最凸点与骶管裂孔连线的外 1/3 与中 1/3 交点处。

【操作】取侧卧位，双手拇指叠压在环跳穴上，垂直向下用力，以手指感到酸麻为度。左右穴位每次各按压3~5分钟。

【功效】环跳穴具有运化水湿的功效。经常按摩此穴，对腰腿痛、坐骨神经痛等都有很好的疗效。此外，还对下肢肌腱炎、下肢麻痹等有很好的调理和保健作用。

按揉承扶穴

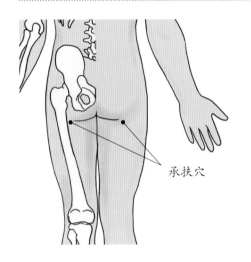

承扶穴

【取穴】承扶穴位于大腿后面，臀下横纹的中点。

【操作】取俯卧位，将示指、中指、无名指放在承扶穴上，用力揉按，以酸胀为度。双侧穴位每次各按揉1~3分钟，或两侧同时进行。

【功效】承扶穴具有通便消痔、疏经活络的功效。经常按摩此穴，对腰腿痛、坐骨神经痛、下肢瘫痪等病症有很好的疗效。

按揉风市穴

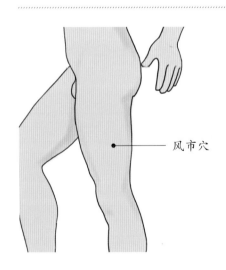

风市穴

【取穴】风市穴位于大腿外侧的中线上，当腘横纹水平线上7寸。

【操作】取坐姿，将手掌放在大腿外侧，中指指腹压在风市穴上，垂直向下用力，以有酸胀感为宜。左右穴位每次各按压3~5分钟。

【功效】风市穴具有祛风湿、利腿足的功效。刺激该穴，对脚痛、膝腿酸痛有很好的疗效，还可以有效改善下肢神经麻痹、半身不遂等病症。

按压殷门穴

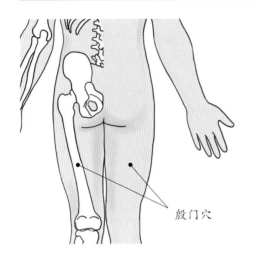

殷门穴

【取穴】殷门穴位于大腿后面,承扶穴与委中穴的连线上,承扶穴下6寸。

【操作】取仰卧位,屈膝,将双手除大拇指以外的四指分别放在左右殷门穴上,两手同时用力按压穴位。每次左右各按压1~3分钟。

【功效】殷门穴具有舒筋活络、强腰膝的功效。经常按摩此穴,不仅对下肢麻痹、腰背痛有很好的调节和改善作用,还可以促使腿部消耗多余的脂肪。

按压伏兔穴

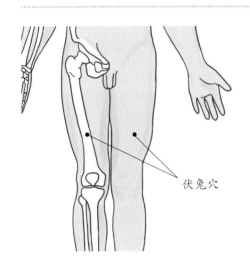

伏兔穴

【取穴】伏兔穴位于大腿前面,当髂前上棘与髌底外侧端的连线上,髌底上6寸。

【操作】取坐位,以同侧手掌对准伏兔穴,另一侧手掌叠加在手掌上,然后上半身稍微前倾,以上半身的重量按压此穴。每天早晚各1次,每次每穴按压1~3分钟。

【功效】伏兔穴具有通经活络、舒筋活血的功效。每天坚持按摩此穴位,能够调畅下肢的气血,缓解腰痛、膝冷、下肢神经痛、下肢麻痹等病症。

按揉犊鼻穴

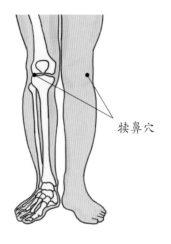

犊鼻穴

【取穴】犊鼻穴位于膝部，髌骨与髌韧带外侧凹陷中。取穴时应屈膝。

【操作】取坐位，双手拇指分别置于两侧犊鼻穴，然后同时用力按压两侧的犊鼻穴，以出现酸胀感为宜。每天早晚各1次，每次按揉1~3分钟。

【功效】犊鼻穴具有通经活络、理气消肿止痛的功效。经常按摩此穴，能够治疗膝关节痛、下肢麻痹、脚气水肿、不能久站等病症。

按揉曲泉穴

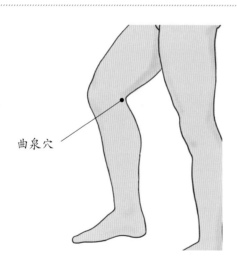

曲泉穴

【取穴】曲泉穴位于膝内侧横纹端，股骨内侧髁的后缘，半腱肌、半膜肌止端的前缘凹陷处。取穴时应屈膝。

【操作】取坐位，将对侧拇指放在曲泉穴上，轻轻按揉，以局部有酸胀感为宜。左右穴位每次各按揉3~5分钟。

【功效】曲泉穴是治疗膝关节疼痛、大腿内侧疼痛的常用穴位。刺激此穴，还能清利湿热、通调下焦。

按压委中穴

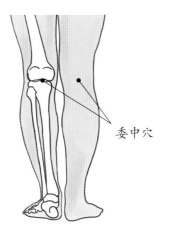

委中穴

【取穴】委中穴位于腘横纹中点，当股二头肌腱与半腱肌腱的中间。

【操作】取坐位或俯卧位，将示指与中指叠加按压委中穴，以酸胀感稍强烈为佳。左右两穴每次各按揉1~3分钟。

【功效】委中穴有通络止痛的作用。长期按摩此穴，对腰、背、腿部的各种病症，如腰腿无力、腰酸背痛、不能转侧等都有良好的疗效。

按压承筋穴

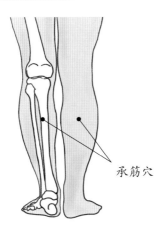

承筋穴

【取穴】承筋穴位于小腿后面，当委中与承山的连线上，腓肠肌肌腹中央，委中下5寸。

【操作】取坐位，双手拇指叠压在承筋穴上，其余手指握住小腿起固定作用，两手拇指同时用力按压穴位。左右两穴每次各按压1~3分钟。

【功效】承筋穴属足太阳膀胱经，有运化水湿的作用。经常按摩此穴，对小腿痛、腓肠肌痉挛、腰背疼痛、急性腰扭伤等病症有很好的疗效。

按揉阳陵泉穴

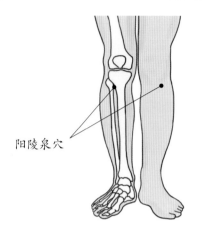

阳陵泉穴

【取穴】阳陵泉穴位于小腿外侧，当腓骨头前下方凹陷处。

【操作】取坐位，将示指指腹放在阳陵泉穴上，垂直按揉，以局部有酸胀感为度。左右穴位每次各按揉 1~3 分钟。

【功效】中医有"筋会阳陵"之说，筋骨长期僵硬、酸痛、容易抽筋的人，只要平时多按揉阳陵泉穴就能得到改善。

按压足三里穴

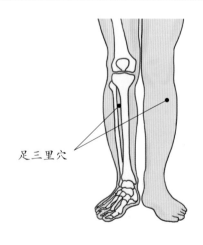

足三里穴

【取穴】足三里穴位于小腿外侧，犊鼻下 3 寸，距胫骨前缘一横指（中指）。

【操作】取坐位，四指弯曲，按放在小腿外侧，将拇指指腹放在足三里穴上，作点按活动，一按一松，连做 36 次，两侧穴位交换进行。

【功效】足三里穴是人体主要的保健穴位。经常按摩此穴，可以疏通经络，对缓解腰腿疲劳、增强腿力等有很好的疗效。

点按丰隆穴

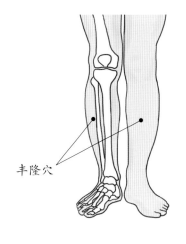

丰隆穴

【取穴】丰隆穴位于小腿前外侧，外踝尖上八寸，条口穴外，距胫骨前缘二横指（中指）。

【操作】取坐位或仰卧位，用示指指间关节点按丰隆穴，以有疼痛感为宜。左右穴位每次各按压1~3分钟，也可两穴同按。

【功效】丰隆穴是足阳明胃经的络穴，联络脾经，具有调和胃气、祛湿化痰、通经活络、补益气血、醒脑安神等功效。刺激此穴能缓解下肢痉挛、疼痛麻痹等症状。

按压承山穴

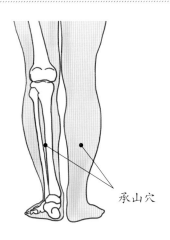

承山穴

【取穴】承山穴位于小腿后面正中，委中与昆仑穴之间，当伸直小腿或足跟上提时，腓肠肌肌腹下出现的尖角凹陷处。

【操作】取坐位，屈膝，拇指指腹按压在承山穴上，其余四指握住小腿起固定作用，用两个大拇指按压穴位。左右穴位每次各按压1~3分钟。

【功效】承山穴具有舒筋活血的功效。刺激此穴，对腰腿痛、坐骨神经痛、腓肠肌痉挛、腰背疼痛、足跟痛、膝关节劳累等病症有很好的疗效。

按压三阴交穴

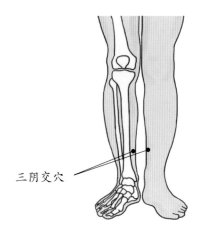

三阴交穴

【取穴】三阴交穴位于小腿内侧，当足内踝尖上3寸，胫骨内侧缘后方。

【操作】取坐位，双手拇指叠压在三阴交穴上，其余手指抓住脚踝上端，垂直按压三阴交穴。每天早晚各1次，左右穴位每次各按压1~3分钟。

【功效】三阴交穴是足太阴脾经、足少阴肾经、足厥阴肝经的交会穴。按摩此穴，对治疗全身无力、下肢麻痹、神经痛、脚气等病症有很好的疗效。

按揉阳辅穴

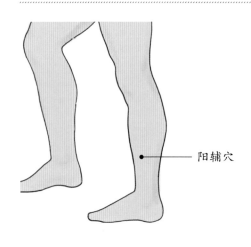

阳辅穴

【取穴】阳辅穴位于小腿外侧，当外踝尖上4寸，腓骨前缘稍前方。

【操作】取坐位，用大拇指指腹按揉阳辅穴，以有酸胀感为宜，每次左右穴位各按揉1~3分钟。

【功效】阳辅穴具有祛风湿、利筋骨的功效。经常按摩此穴，对膝下浮肿、小腿痉挛、关节疼痛、骨质疏松等症有很好的疗效。另外，刺激此穴还对高血压、下肢瘫痪等症有良好的治疗和保健作用。

刮按昆仑穴

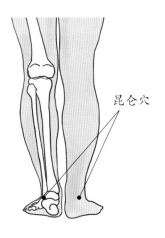

昆仑穴

【取穴】昆仑穴位于外踝后方，外踝尖与跟腱之间的凹陷处。

【操作】取坐位，一手大拇指弯曲，用指间关节由上向下轻轻刮按昆仑穴。左右两穴每次各刮按 1~3 分钟。

【功效】昆仑穴具有舒筋化湿、消肿止痛、强肾健腰的功效。经常按摩此穴，对腿足红肿、足跟肿痛等具有很好的疗效。

揉搓涌泉穴

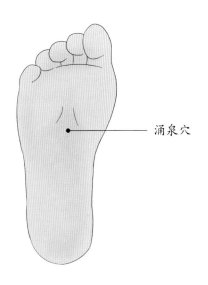

涌泉穴

【取穴】涌泉穴位于足底部，蜷足时足前部凹陷处，约当足底第 2、第 3 趾趾缝纹头端与足跟连线的前 1/3 与后 2/3 交点上。

【操作】双手拇指重叠对准涌泉穴，其余手指扶住脚背，拇指用力揉搓该穴。左右穴位各揉搓 1~3 分钟，早晚各按摩 1 次。

【功效】涌泉穴是足少阴肾经的井穴，能泄热。刺激该穴对腰腿疲劳、神经衰弱、足心热等病症有很好的疗效。

常用的
腿部按摩方法

对于不太了解穴位的人来说，一些不用寻找穴位的腿部按摩方法同样适用。

腿部有人体六条经脉，运用推、按、压等按摩手法按摩腿部，局部皮肤的温度会增高，腿部的血液循环和新陈代谢会明显加快，进而起到疏经活络、消肿止痛、解除肌肉痉挛、散寒除痹、滑利关节等作用。例如，经常按揉小腿，可以松弛小腿肌肉、消除腿部水肿；按揉大腿，可缓解腿部疲劳感。

腿部按摩看似简单，但要起到好的效果，除了坚持外，还要集中注意力，按摩力度可以大一点。如果出现心慌、恶心和青紫瘀斑等症状时，应立即停止按摩，休息几天，在减轻力度、纠正按摩手法后再继续。

按揉小腿

小腿粗壮是很多人在减肥过程中都遇到的问题，因为平时不正确的运动方式和不良的生活习惯都会导致小腿肌肉过于壮实。虽然小腿很难囤积脂肪，都是肌肉，但是肌肉几乎没法变少，所以只能松弛肌肉。下面的方法可以帮助小腿松弛肌肉，使小腿健美。

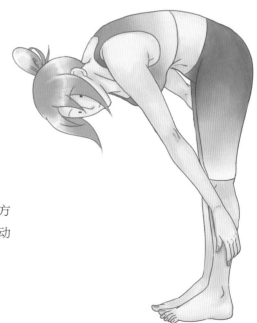

① 两手交替由脚踝自下而上向腘窝方向按揉"小腿肚"，左右两腿各重复此动作 30 次。

② 再用指腹轻轻拉抻小腿内侧，由上往下捏揉 30 次，用力可稍大，小腿外侧同样重复 30 次，左右两腿交替进行。如果力道不够，可双手作用于同一条腿上。

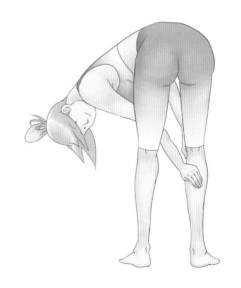

③ 取坐位，右腿轻搭在左膝上，左手握紧"小腿肚"，用拇指指腹从脚踝向上画圆般地摩动。小腿后面、左右两侧都要按摩，各做 10 次，然后换腿进行。

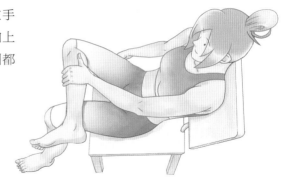

④ 把右腿放在左膝上，左手握紧小腿，拇指压在承山穴上。在承山穴上轻揉，感到微热和酸胀为度。反复做10次左右，换左腿进行同样的按摩。

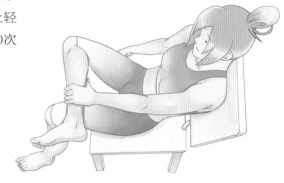

按摩小腿淋巴

步行一段时间后，双腿会因为疲劳而使血液或淋巴液的流通受阻，从而引起浮肿。淋巴循环的一个重要特点是单向流动而不形成真正的循环，如果能顺着淋巴流动的方向进行按摩，则可以促进淋巴循环，改善腿部浮肿的症状。

① 双手握住脚踝上方，然后沿着膝关节的方向慢慢地移动双手。使用适度的力量轻轻按压小腿。两小腿分别重复一样动作10次。

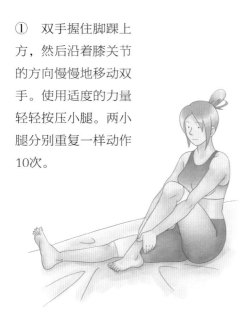

② 再将双手改成空心掌，以两侧脚踝处向上叩击至膝关节两侧，稍微用力一点。两小腿分别重复一样的动作10次。

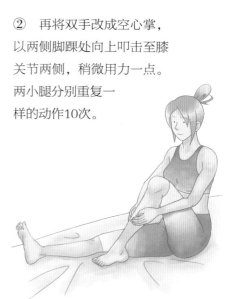

③ 把右腿放在左腿上，"小腿肚"朝向自己，两手像拧毛巾那样揉拧小腿。从脚踝到膝关节内侧都要仔细地慢慢地揉拧。两腿的按摩动作一样。

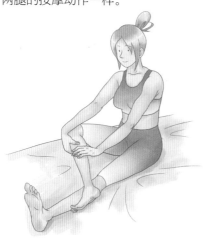

④ 左手顺着脚踝摩擦到膝关节，然后用大拇指按压腘窝处，以刺激淋巴。两小腿分别重复一样的动作10次。

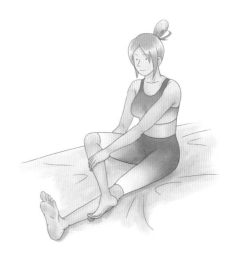

腿部整体按摩

对于久坐族、久站族来说，腿部疲劳是在所难免的。工作之余，我们应积极采用按摩的方式，缓解腿部疲劳，告别亚健康。

① 被按摩者取俯卧位，按摩者一手固定大腿，另一手从腘窝开始向大腿根部以一定的力度摩擦大腿后侧，力度以皮肤稍感到温热为宜。按摩 2 分钟。

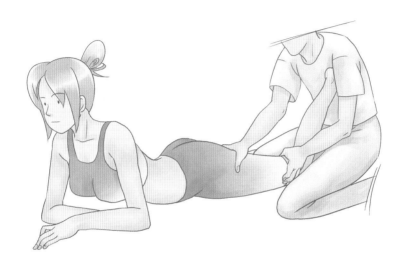

② 被按摩者取仰卧位，按摩者一手抓握膝关节下方起固定作用，一手从膝关节向大腿根部摩擦，按摩 2 分钟。再以同样的方法按摩大腿内侧和外侧，各按摩 2 分钟。

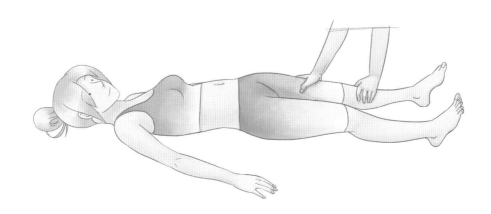

③　俯卧位屈膝，按摩者一手握住脚掌，另一手置于脚踝上，接着向下快速摩擦到膝关节的部位，摩擦的速度为1~2次/秒，摩擦5秒钟。同样方式按摩另一侧。

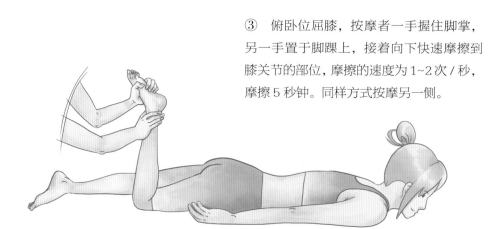

④　被按摩者取仰卧位，按摩者用左手轻轻按住被按摩者的左膝，再将右手的手掌抵在被按摩者的左脚底，保持这一姿势。按摩者右手用力，慢慢将脚尖立起来。用同样的方法按摩右侧。

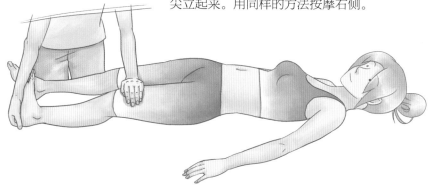

⑤　被按摩者仰卧位屈右膝，伸直左腿，按摩者一手握住左脚底，一手放在脚踝上向膝关节方向快速摩擦。摩擦的速度为1~2次/秒，摩擦5秒钟。同样方式按摩另一侧。

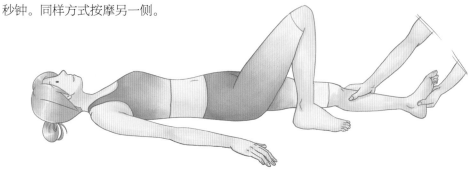

腿部揉捏

坐骨神经痛是一种常见的病症，是因坐骨神经受到压迫而引起的。当疼痛发作时，痛感会从臀部直达脚部。所以，按摩时要按摩下肢的前后两侧，包括足部。

① 被按摩者采取侧躺的姿势，疼痛侧的腿朝上。按摩者先用手掌在被按摩者的尾骨以画圈的方式按压搓揉，然后再从大腿后侧中央到腘窝的上方进行按压。每处按压 5~6 次。

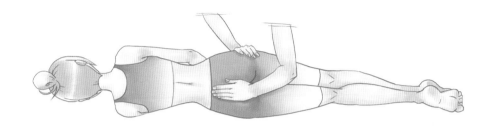

② 将四指并拢，从股骨大转子处按揉至膝关节，按揉 1 分钟。再以同样的方式按揉大腿前侧，按揉 1 分钟。

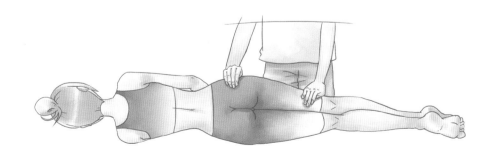

③ 一手握住脚踝，一手握住小腿后方，拇指与其余四指相对用力，从腘窝处拿捏肌肉到脚跟，重复5次。

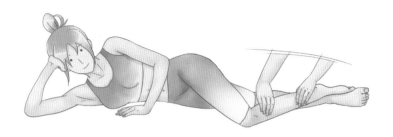

④ 被按摩者改为仰卧位，按摩者将除拇指以外的四指并拢，放在膝关节下方，以顺时针画圈的方式进行按摩。从膝关节下方按摩到踝关节上方，重复5次。

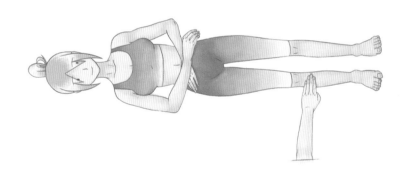

⑤ 按摩者两手拇指叠加在涌泉穴处，其余四指握住脚背，拇指用力向下按压涌泉穴。除了涌泉穴，脚底的其他部位皆可用拇指指腹以画圈的方式按摩，每处按摩5~6次。

活动膝关节

将摩擦和揉捏相结合，可以有效缓解膝关节的疲劳。但是，有些情况下，膝关节是不能按摩的，否则不仅达不到缓解膝关节疲劳的目的，反而会出现意外。如膝关节有肿胀或发热疼痛时，膝关节有积水或积血时，无法屈膝时，都是不能按摩的，以免加重病情。

① 被按摩者取仰卧位，双腿伸直，按摩者一手放在大腿上起固定作用，用另一只手掌包裹住整个膝关节，来回轻轻摩擦，按摩约 1 分钟。

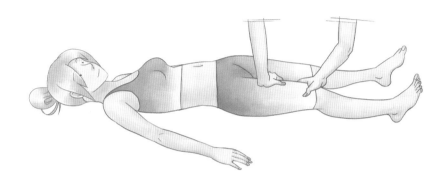

② 按摩者两手分别握住被按摩者的膝关节和踝关节，将膝关节充分屈曲后再过伸。然后，一手掌用力按压髌骨，用一只手的拇指点揉膝关节髌骨旁脂肪垫区。

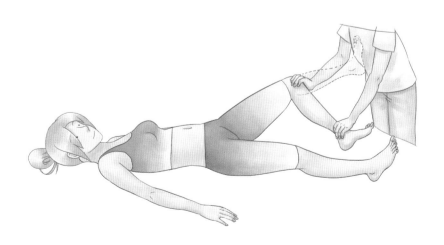

③　被按摩者取坐位，屈膝，一手握住大腿
肌肉固定，另一只手拇指指腹置于外侧半月
板和股骨之间，上下揉搓5分钟。

④　被按摩者取俯卧位，下肢伸直，按
摩者用手捏住腘窝处的肌肉，以轻微的
力度用画圈的方式慢慢扭转5~6次。腘
窝外侧的肌肉也按同样的方式按摩。

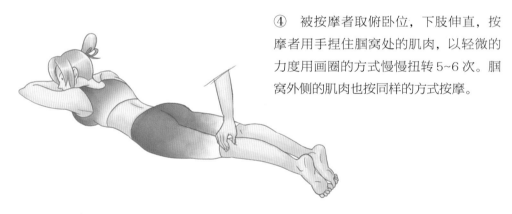

⑤　取俯卧位，按摩者一手扶握住被按摩者的脚背，使被按摩者
屈膝，另一只手提捏腘窝处的肌肉，停止大约5秒钟后放开，重
复做5次。

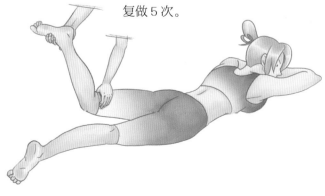

足部按摩

　　走路时间长了，脚底、脚跟会出现疼痛，偶尔还会引起脚跟发炎。出现这些情况时，可以通过按摩的方式来消除和缓解。

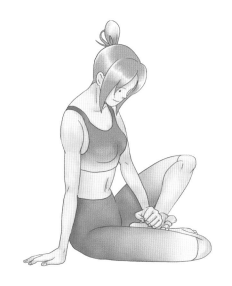

①　取坐位，双腿并拢向前伸直，将右小腿弯曲，右脚跟放在左大腿根处；屈左膝，让左腿收回，放于右腿上方，髋部外旋，尽量使右膝贴放在地面上。以左脚涌泉穴为中心，有节奏的敲打脚底100次。然后，以同样的方式换右脚敲打100次。

②　取坐位，右腿轻搭在左膝上，将大拇指放在太溪穴处（内踝尖与跟腱之间的凹陷处），其他手指抓住脚跟。拇指用力按压后放松，如此反复按摩10次。换左腿以相同的方式也反复按摩10次。

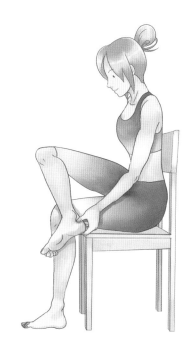

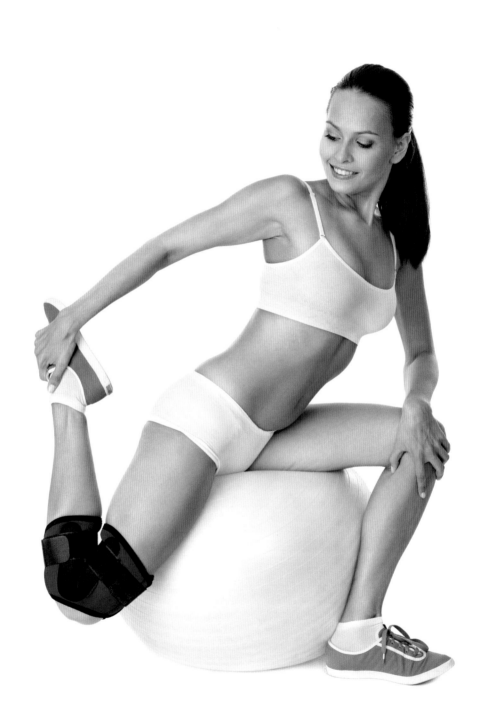

PART 4

每天 10 分钟
——塑造完美腿形

你是否想要拥有一双线条优美的腿却苦于无方？本章就来告诉你如何每天利用 10 分钟塑造完美腿形。只要坚持练习，你也能拥一双修长、紧实、纤细的美腿。

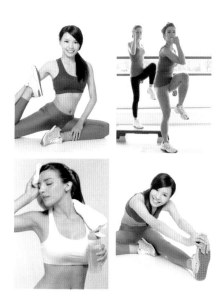

你也可以拥有让人羡慕的美腿

设定目标前，
先了解自己的双腿

　　大部分人都想要拥有一双美腿，但是，你真的了解自己的双腿吗？你的腿粗吗？你的腿直吗？你的腿弱点在哪里？只有充分了解了这些关于双腿的问题，才能设定合适自己的美腿计划，打造一双美腿。

　　如果你的情况与下列某个项目相符的话，请在相应项目右侧的空格中画"√"。

A	大腿和小腿的肌肉向外侧突出	
	腿部肌肉都很硬	
	左右腿的粗细不同	
	经常运动	
B	全身都很粗壮	
	脚踝附近的肉可以用手指捏起来	
	膝关节上方的肉，可以用手指捏起来	
	身体脂肪率偏高	
C	寒性体质	
	傍晚感觉鞋子变紧	
	用手指按压小腿，放手后会暂时凹下去的状态	
	整条腿都很丰满，缺乏张弛感	
	双腿并拢站立时，双腿之间基本上没有间隙	

◆ 选 A 项目多的人属于 肌肉型肥胖

　　建议平时多做一些伸展运动，让僵硬的肌肉松弛下来，另外肌肉上还附着有脂肪，想要消除多余的脂肪，就需要进行一些肢体训练。

◆ 选 B 项目多的人属于 脂肪型肥胖

　　这种类型的人，身体中容易堆积脂肪，即使减肥，腿上的脂肪也不容易去除，特别是腿部内侧。运动不足是主要原因，建议多做有针对性的减脂训练。

◆ 选 C 项目多的人属于 浮肿型肥胖

　　浮肿型肥胖者水分代谢比较差，一方面可能受不良生活习惯的影响，如受寒、睡眠不足等；另一方面，也可能是骨骼问题造成的，建议改善生活习惯，定期进行骨骼复位训练。

美腿
的理想尺寸

　　实际身材与理想尺寸之间的差距，正是你设立美腿目标的依据。为此，我们需要了解不同身高的理想美腿尺寸，并掌握正确的双腿尺寸测量方法，然后找到自己的差距，有目的有计划地设立合适自己的目标，完成自己的美腿计划。

正确的测量方法

● 工具

　　测量双腿的尺寸时，宜使用软卷尺，以总长150cm以上为好。另外，还需在皮肤表面做标记，为便于清洗，推荐使用快用完的口红或者眉笔。

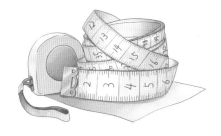

● 方法

 将卷尺最前面5cm的一段踩在脚下。

 用脚踩住卷尺站立，注意脚的位置不要移动，然后将卷尺沿着腿部拉直。

3 确定腰部的测量位置。为了以后都在同一位置测量，应该记住卷尺上的刻度，然后在确定的位置画一个记号。

 以同样的方法，分别确定膝关节、小腿和脚踝的测量位置，然后在画记号的位置进行测量。

 与步骤 **3** 相同，确定臀部、臀下部、大腿的测量位置，画上记号，并记住卷尺的刻度。

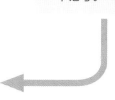

● 测量建议与注意事项

确定测量位置之后，以后就都在相同的位置进行测量。为了防止忘记各个测量位置的具体刻度，建议将它们记录在同一张表格中，还可以顺便记录下各个部位的测量数据，便于以后观察。

注意在确定各个部位的测量位置时，卷尺不能倾斜，也不要松弛，以免影响测量结果的准确性。

进行测量的时候，由于测量的都是围度，因此要注意测量时卷尺要与地面保持平行。

此方法简单易学，一个人就能完成。建议每天晚上洗澡之前进行裸身测量，以便于将画在身上的记号及时洗掉。

标准尺寸对照

测量好自己双腿的尺寸，对照下面的表格了解自己的身高所对应的理想美腿尺寸，双腿的问题和今后改进的目标自然而然地便会清晰起来。如果自己双腿的实际尺寸和理想尺寸一致，但双腿还不漂亮的话，则说明你的腿部骨骼存在扭曲或歪斜的问题，需要有针对性地纠正了。

有了明确而强烈的目标之后，即使在训练的过程中遇到挫折或者暂时迷失了方向，最终也能找到正确的路线，并实现美腿目标。

理想的美腿尺寸对照表

身高 (cm)	大腿 (cm)	小腿 (cm)	脚踝 (cm)
150	46.5	30.0	18.0
153	47.4	30.6	18.4
155	48.1	31.0	18.6
160	49.6	32.0	19.2
163	50.5	32.6	19.6
165	51.2	33.0	19.8
167	51.8	33.4	20.0
170	52.7	34.0	20.4
173	53.6	34.6	20.8

塑造美腿
的四大秘籍

骨骼复位训练

想要塑造美腿，骨骼的平衡极为重要。不管一双腿有多么苗条，如果骨骼是弯曲的，或者双腿长短不一，那也算不上是美腿。此外，骨骼歪斜，也会从很多方面给身体带来负担，对健康不利。

想要塑造纤细、笔直的美腿，第一要务就是要矫正歪斜和扭曲的骨骼，调整骨骼的平衡。建议了解自己的骨骼状况，定期做有针对性的骨骼复位训练，让全身的骨骼恢复到正确的位置。

肢体训练

肢体训练的主要目的在于重塑自己想要改变的部位，打造修长的美腿。其项目主要包括腰部、臀部、大腿、小腿、脚踝的训练，以及矫正"O"形腿、"X"形腿的训练。你可以选择适合自己的项目进行重点训练。

注意在训练之前要做好整体规划，要在考虑整体平衡的基础上，为自己制订科学有效的训练计划。

矫正用腿习惯

塑造美腿还需要注意一个问题，那就是用腿习惯。不良的用腿习惯可能会导致不良腿形，甚至引起腿部疾病。

日常生活中，经常审视自己的用腿习惯，如站姿、坐姿等是否正确。

每日护理关爱

如果你已经通过骨骼复位训练和肢体训练拥有了美腿的基础，却不注重日常的护理，那么双腿同样不足以达到美腿的标准。

日常生活中，学会关爱自己的双腿，掌握一些简单易行的腿部护理技巧，让你的双腿持久美丽。

健康生活美腿练习

时常踢腿和抬腿，
消除腿部浮肿

想要快速塑造美腿，消除腿部浮肿很重要。日常生活中时常踢踢腿或抬抬腿，能帮助腿部，尤其是小腿的血液循环顺利进行，从而消除浮肿。

站立踢腿

保持站立的姿势，双手叉腰，上身挺直，向上抬起右大腿，然后绷直脚尖，向前踢出小腿，如此重复进行 3 次。接着再换另一条腿重复同样的动作。

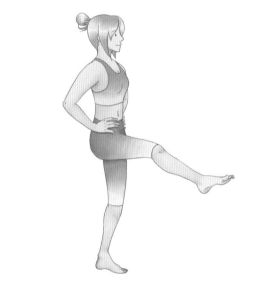

侧躺抬腿

侧躺在地面上，其中一只手以手肘作为支撑点撑住头部，另外一只手在身体前边撑地，伸直腿部并且向上抬起至45°左右，重复进行 10~15 次，然后换腿进行。

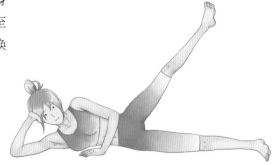

时尚踏板操，
瘦腿又减肥

踏板操起源于美国，并很快风靡全球，成为备受时尚女性追捧的健身运动之一。它具备了健美操的所有特点，但对练习者的舞蹈水平并没有太多要求，是人人都适合的时尚瘦腿运动。

踏板操是把体能测试中的台阶练习与健美操的动作和步伐结合，在一块可随意调整高度的踏板上进行的健身运动。踏板的高度可以根据运动水平、踏板技术、膝关节的弯曲度而调节，一般以15~20cm为宜。最基本、最简单易学的动作，就是跟着音乐的节奏上板、下板，大概每分钟120拍，还可增强趣味性。需要注意的是，每次抬腿时，单腿要抬高一点，触地的时间要短，如果再配一些手臂的动作，比如摆臂、屈臂等，会更有效果。

日常生活中，可以在健身馆进行踏板操练习，在家里自己练习时，也可以用高度约20cm的平台代替踏板，都能达到健身瘦腿的效果。在家练习时还要注意平台的平衡性与稳定性，保证踩起来不会晃动，以避免受伤。

为保证运动安全和效果，在进行踏板练习时，需注意以下事项：

◎ 在做踏板操时要选择弹性好的运动服，最好穿气垫式运动鞋，这样可以起到缓冲作用。

◎ 切勿光脚跳踏板操，以免损伤脚踝。

◎ 练习中如果出现腿部疲劳导致的动作不协调，或头晕、心动过速等情况，应该立即停止运动。

◎ 踏板运动对膝关节冲击较大，因此要做好热身运动，充分活动全身关节，尤其是膝关节和踝关节。

tips

踏板操主要针对的是腿部和臀部的锻炼，对于女性来说，其美腿塑形的功效显著。同时，练习踏板操还能增强心肺功能，提高身体协调性。

塔克跳，
锻炼腿部弹力

塔克跳是一种独特的跳跃方式，它能通过锻炼下半身臀大肌等肌肉的力量，提升爆发力和弹跳力，从而锻炼腿部弹力。除此之外，还可以锻炼核心肌肉，帮助消耗能量，女性朋友可以经常练习。

① 站在地面上，双脚打开，与肩同宽，身体保持直立。把双手手臂放在胸前，使前臂与地面保持平行。

② 双膝微微弯曲，收紧，起跳，尽可能跳得高一些，使双膝向胸部回收，尽可能触摸到你的手。下落时脚尖接触地面，双膝随重力弯曲，以缓冲地面的冲击力。

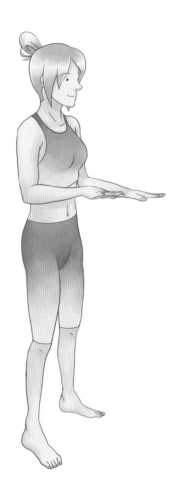

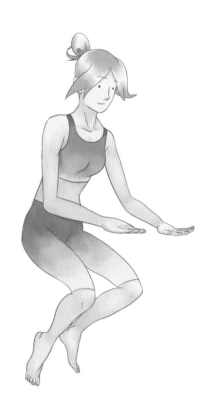

边看电视
边瘦腿

爱美的人一定知道，即使是在家里，恰当地利用好休息的时间，你也可以成为美腿达人！例如，边看电视边练习，在插播广告时练习几个轻松的小动作，也能达到瘦腿的效果。

① 坐在椅子上，腰背挺直，两脚之间夹住一本书。

② 夹紧书，抬起双脚与地板保持平行，5 秒后，恢复起始姿势。

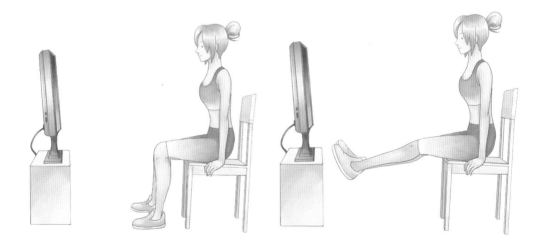

tips

大腿越重，阻力越大，此动作可以帮助锻炼大腿外侧的肌肉群，美化腿部线条，建议每次做 20~30 组。

办公室
美腿操

对于许多整天坐在办公室的"OL"来说，最大的痛苦莫过于看着脂肪一天天爬上自己的双腿。其实，在办公室里，同样可以做一些美腿操，工作、美腿两不误，一起来学习一下吧！

坐着踮脚尖

身体坐直，屈膝，使大小腿呈90°，抬起脚跟保持数秒，然后放下。重复上述动作直至小腿有疲倦感为止。

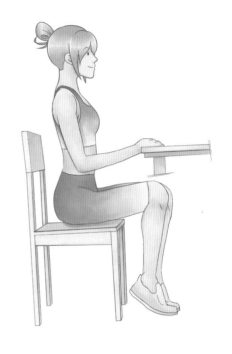

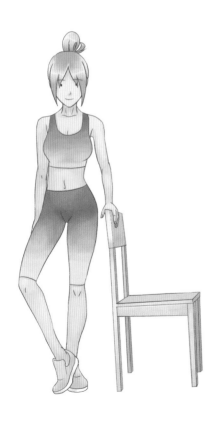

站着脚画圈

身体站立，腰背挺直，一手扶椅背，一手放于体侧，单脚先以顺时针方向画圈，再以逆时针方向画圈，左右脚各10次。

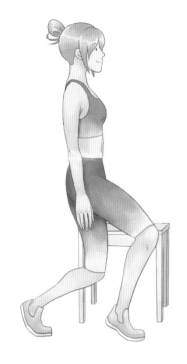

办公室瘦腿操

① 双脚一前一后站立，双脚的后脚跟抬起，弯曲双腿，腰背挺直，脚跟尽量抬起。

② 站立，两臂下垂，一条腿弯曲，另一条腿后移，呈弓步，然后微微下蹲。

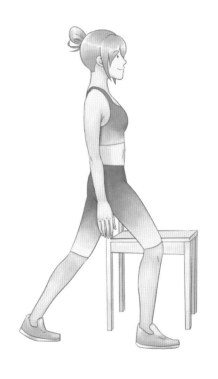

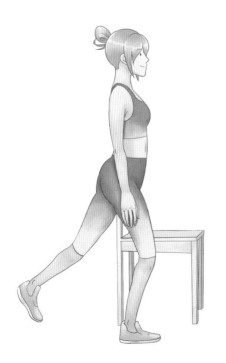

③ 保持前面的腿弯曲，尽量抬起后面的腿，使腿部有拉伸感，背部保持挺直，5 秒钟后换腿练习。

"O"形腿
矫正体操

对于"O"形腿，我们的第一印象就是腿部过于弯曲，双膝不能并拢，这严重影响了女性的外在形象。对"O"形腿进行矫正，是美腿塑形练习中很重要的内容。

2
弯腰，两手扶住膝关节，分别做向左和向右的绕环运动，20~30 次。

1
站立在地面上，双脚并拢，两手扶住膝关节，做双膝向前的下蹲、起立运动，做20~30 次。

3
两脚打开，略比肩宽，弯腰，两手扶住膝关节，做双膝向内相靠的练习，每次 10 秒钟，做 5~10 次。

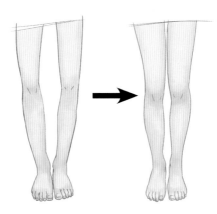

6
双膝并拢，跪在地垫上，将臂部靠在双腿跟上，双手向后撑地，上半身慢慢向后仰，停顿 10 秒，再将上半身慢慢直起，重复 15~20 次。

5
坐在椅子上，用两小腿做夹物练习，可以选择夹一本书，并坚持一定的时间。

4
两脚平行站立，分别以脚跟和脚尖为轴，做脚尖外展和内旋运动，各做 20~30 次。

"X"形腿的
屈腿摆动练习

很多深受"X"形腿困扰的朋友，膝关节都出现了歪斜、扭曲等现象。为了矫正"X"形腿，首先要让膝关节放松下来。屈腿摆动练习能通过刺激膝关节周围的韧带，让膝关节的骨骼回到正确的位置，从而改善"X"形腿。

动作分解

① 准备好一张椅子，站在椅子旁边，身体与椅子留出一个人的距离。将左手轻轻地放在椅背上，下腹用力，缓慢呼吸。

② 弯曲右膝，抬起右腿，使大腿和小腿呈90°。注意上半身始终保持正直，双脚脚踝自然放松。

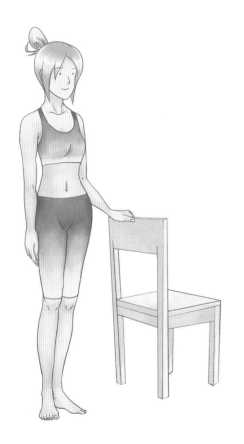

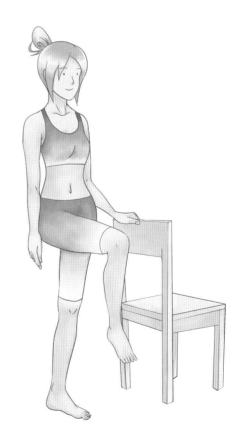

③ 以膝关节为轴，左右摆动右侧小腿。注意，在摆动过程中，身体的其他部位不发生变化，尤其是膝关节的位置不可移动，如此反复做 5 次。

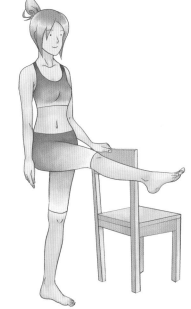

④ 将右侧小腿前后摆动，向前摆动时，小腿争取摆到与大腿平行的位置。注意此时上半身不要随着腿部的摆动而晃动，要保持身体的平衡。

tips

在做此练习时，左右腿要轮流进行。倘若在练习过程中，感觉左右腿有一侧做起来比较困难的话，就说明该侧的腿部力量较弱，需加强练习次数。

睡前5分钟，
给腿部做个瘦身操

忙碌了一天，要开始睡美容觉了，不过别急，再给自己5分钟时间，做一套腿部瘦身操吧！不需要任何器械辅助，腿部更不需要负重，只要掌握相应的技巧，坚持练习，或许还能拉长腿部至少5cm！

踢小腿

坐在地垫上，双手叉腰，双腿屈膝，脚掌着地。左腿向前踢，至小腿与地面保持平行，保持5秒钟后再落下，换右腿。双腿交替进行，重复20~30次。

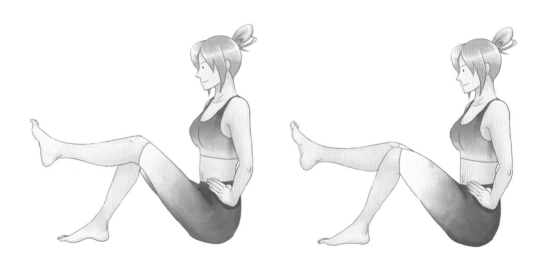

脚跟走路

取正确的站姿，双手叉腰，用脚跟走路。

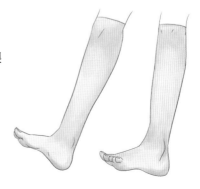

屈膝伸展

　　坐在地垫上，右腿弯曲，双手抱住
右膝，拉向胸前。左腿伸直，勾起脚尖。
保持 5 秒钟后换腿。

俯卧后抬腿

　　俯卧在地垫上，双手和双膝撑地，左腿向后上方伸展，保持 5 秒后，换右腿练习。

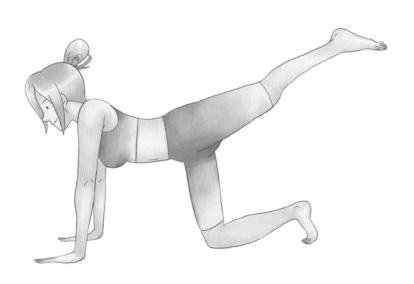

快乐
健身操

快乐健身操是一套老少皆宜的运动,可作集体操。于闲暇时,与朋友们一起动动胳膊、伸伸腿,既锻炼了身体,又交流了感情。而且群体间的相互鼓励可以让参与者拥有持久的热情。凡是练过的人都能体会到这种使肩、颈、腰、膝、踝等关节都参与其中的健身操带来的好处。

动作分解

① 双手握拳,原地踏步 2 个 8 拍。

② 将双手手指并拢,左手向前伸直,右手自然下摆,右脚同时向前迈半步,点地。换左脚进行,再将右脚靠到左脚边,放下双手。双腿交替运动,共做8个8拍。

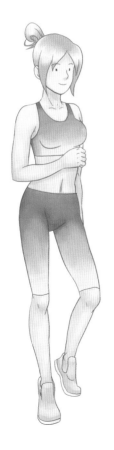

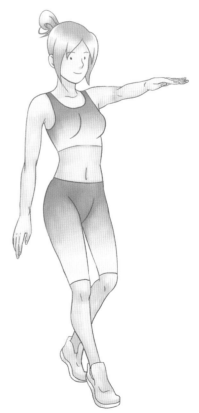

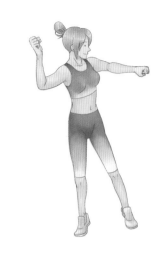

③ 将左手向前伸直，右手屈肘，同时左脚向体侧迈半步，头部转向左侧，重心移至左脚，将右脚靠到左脚边，放下双手，头部看前方。换边进行。左右交替运动，共做 8 个 8 拍。

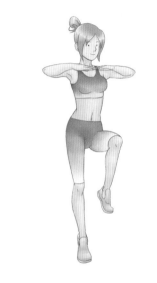

④ 将双手屈肘平举在胸前，弯曲左腿，抬高至大腿与地面平行，右腿单腿支撑向上轻轻一跃。放下左腿和双手，换边进行。左右交替运动，共做 8 个 8 拍。

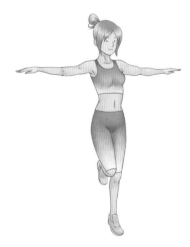

⑤ 双手张开，体侧平举，弯曲右膝后踢。放下右腿，放下双手，换左腿进行，左右交替运动，共做 8 个 8 拍。

康姿百德健身操，
告别"软趴趴"的"小腿肚"

　　康姿百德健身操倡导"主体健康"的理念，结合了运动医学、健康保健等方面的原理，舞姿简洁流畅、韵律优美，简单易学，无论男女老少，听到音乐的鼓点就能动起来，有益于形成优美的体态，还可以加强肌肉的弹性，提高关节的灵活性。下面节选了康姿百德健身操的下肢运动部分，供大家学习。

叉腰侧点

　　双脚并拢站直，双手叉腰，右脚跟向右侧点地，身体稍向左转，右脚还原；左脚跟向左侧点地，身体稍向右转；左脚还原。重复4个8拍。

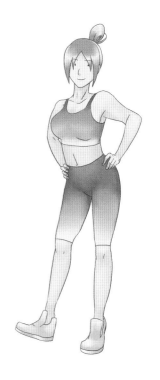

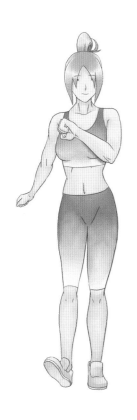

行进点步

　　左手握拳前摆，右脚前伸脚跟着地；右手握拳前摆，右脚后退脚尖点地；左手握拳前摆，右脚还原；右手握拳前摆，左脚前伸脚跟着地；左手握拳前摆，左脚后退脚尖点地；右手握拳前摆，左脚还原。重复4个8拍。

侧平点步

　　双手侧平举，原地踏步；右脚前伸
脚跟着地；右脚后蹬；右脚还原；原地
踏步；左脚前伸脚跟着地；左脚后蹬；
左脚还原。重复 4 个 8 拍。

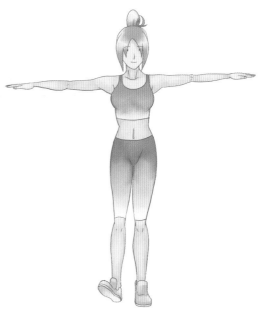

抬腿拍腿

　　抬左腿拍左膝；拍两侧髋关节；抬右腿拍右膝；
拍两侧髋关节。重复 4 个 8 拍。

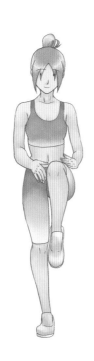

甩手蹲步

　　提左腿双臂向前甩，换右腿双臂向后甩；放下
右腿，双臂自然下垂；抬起双臂，向前伸直，在胸
前曲肘，右臂在上，左臂在下，双手手掌向下，屈
膝下蹲；站起来，双手自然下垂。重复 4 个 8 拍。

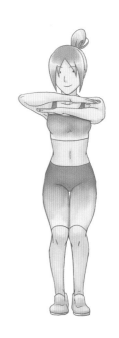

甩手侧踢

　　自然站立，将双手臂向前伸直，再将双手向后摆，同时提起右腿；放下右腿和双手；提起左腿，伸向左前方，同时身体稍左转，手部顺势拍手于胸前；回到原位换边进行，重复4个8拍。

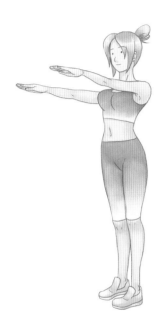
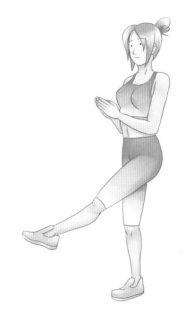

拍手拍腿

　　自然站立，双手向两侧伸直，掌心向下；手向上伸直拍手；手向两侧平展，掌心向下；双手自然落下，拍打两腿。整组动作重复4个8拍。

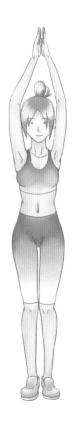

跳绳，
让美腿更修长

　　跳绳是一种全身性的活动，无论何时何地都可以自己完成。跳绳能加快胃肠蠕动，促进血液循环和新陈代谢，又能使心情愉快。同时，还能刺激骨骼生长，改善骨骼的供血情况，促进生长激素的分泌。此外，不间断地跳绳 10 分钟，与慢跑半小时消耗的热量差不多，是低耗时高耗能的一种有氧运动。下面介绍 7 种跳绳方法，以供大家参考。

合脚跳绳

　　开始跳绳，注意手腕做弧形摆动。初学者先跳 10~20 次，休息 1 分钟后，再跳 10~20 次。非初学者可先跳 30 次，休息 1 分钟后，再跳 30 次。后期可以升级，摇一次绳子，连跳 2 次。

换腿跳绳

　　像原地跑步一样轻跳，配合着甩绳动作左右脚交替单腿支撑跳跃。一共跳60 次。

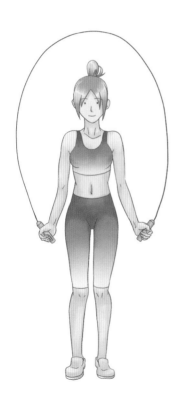

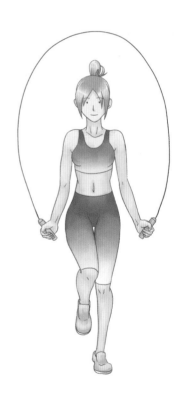

左右张开合并跳绳

　　绳子在头顶的时候水平张开腿，当绳子到脚下的时候合脚跳。跳跃 30 次，休息 1 分钟后再跳跃 30 次。

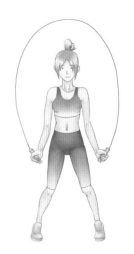

前后张开合并跳绳

　　绳子在头顶的时候腿向前后张开，在到脚下的时候两脚并拢跳绳。跳跃 30 次，休息 1 分钟后再跳跃 30 次。

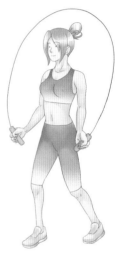

向前跳跃式跳绳

　　一边向前跑动，一边跳绳，双脚配合要默契。跳跃 30 次，休息 1 分钟后再跳跃 30 次。

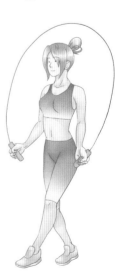

向两边摇晃跳绳

绳子在头顶的时候腿交替着向两侧晃动，在绳子到脚下的时候两脚并拢跳绳。跳跃 30 次，休息 1 分钟后再跳跃 30 次。

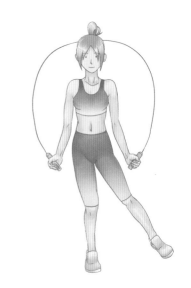

向前踢跳绳

一开始屈膝向后抬腿，第 2 次摇动的时候再伸腿向前踢着跳。踢腿的时候脚后跟用力，腿部尽量绷直。跳跃 20 次，休息 1 分钟后再跳跃 20 次。

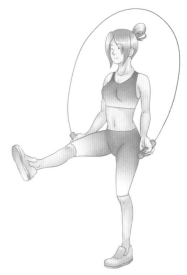

tips

跳绳前一定要做好身体各部位的准备。穿上抗缓冲强的运动鞋以及运动内衣，活动肩膀、手臂、手腕、脚踝。跳绳时地面必需平坦，最好铺上不易移动的地毯或软垫。左右手握绳在身体两侧，拇指在上其余四指环绕握住绳柄，上臂、前臂紧贴在身体两侧。手腕向外微翘，掌心朝斜前方。发力时要以腕关节为轴发力。开始练习跳绳时，动作要由慢到快，由易到难。一开始每次运动 5~10 分钟，然后慢慢增加到 10~15 分钟，中间可以休息片刻。注意饭前和饭后半小时内不要跳绳。

踢毽子，
协调下肢运动

踢毽子是一项良好的全身性运动，运动量可大可小，老幼皆宜，能活动关节，加强韧带，尤其有助于培养灵敏性和协调性。踢毽子是瞬间完成踢的动作，技术到位，动作准确，要求人的思想高度集中。下面就介绍几种常见踢法，以供大家学习。

盘踢

一腿站立支撑，另一腿屈膝外展，向内向上摆小腿，用踝关节内侧踢毽。等毽子落到膝关节以下的位置时，抬脚再次踢起，可以单脚持续踢，也可以双脚轮流踢击。盘踢是踢毽的入门动作，没有很好的盘踢基础，其他一切踢法都是无法练习的。

磕踢

自然放松站立，用手抛起毽子，然后提起大腿用膝关节将毽子弹起，注意小腿自然下垂，大腿不要外翻或内收。刚开始可以用手接毽，辅助练习，熟练后即可以磕踢、盘踢交替进行。磕踢特别适用于毽子下落时距离身体很近的情况，是盘踢的补充。

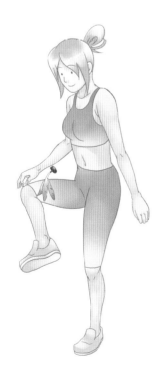

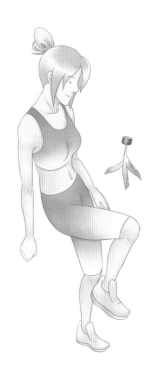

拐踢

　　大腿放松，小腿发力向身体后侧斜上方摆动，用踝关节外侧踢击。当毽子距离身体较远时，可以抬起大腿去接踢。这种踢法能够照顾到身体外侧和斜后方的范围。

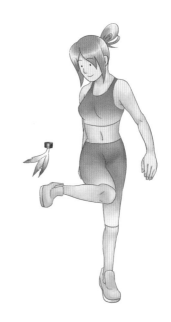

绷踢

　　大腿向前抬起，上身略微前倾，小腿向前摆动，髋关节、膝关节放松，在踢毽子的一刹那踝关节发力将毽勾起。绷踢的发力可大可小，能接住即将落地的毽子。

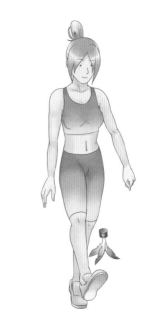

tips

　　需要注意的是，患有高血压、心脏病、关节炎等病症的患者，要慎重参与，掌握好尺度。踢毽子要按循序渐进的原则，在活动时间、活动方式上合理安排。运动量从小到大逐渐增加，运动方式宜从简单到复杂慢慢升级。要掌握好踢毽子的技巧，不能盲目进行练习，否则会损伤膝关节，甚至摔倒。

用瑜伽球
修饰腿部线条

瑜伽球可以用来协助锻炼身体的平衡感，增强对肌肉的控制能力，提高身体的柔韧性和协调性。下面介绍 5 组专门针对小粗腿的瑜伽球运动，动作简单易学，能修饰腿部线条，坚持练习就能拥有纤细美腿。

台阶运动

将左腿搭在瑜伽球上，用脚跟的力量勾住球体，另一条腿一定要保持直立，用臀部带动整条腿用力，将球朝身体方向挪动，再用脚跟慢慢推出去，换右腿进行。双腿交替进行，各进行 20 次。

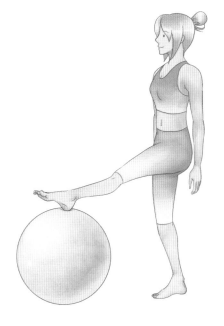

仰卧抬腿

仰躺在瑜伽垫上，双脚放在瑜伽球上，双手紧贴地面，将上半身躺直，腹部用力收起。将左脚用力向上抬起，腿部完全绷直，其他部位保持不动，保持 1~2秒，还原，换右腿。双腿交替进行，各做10次。

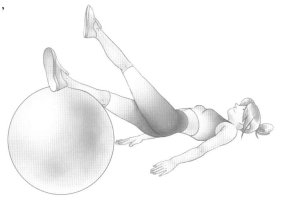

提臀运动

平躺后，两腿稍微分开搭在瑜伽球上，同时臀部离开地面，让肩膀支撑重量。然后脚踝处用力，将球"拉"到臀部处，保持2~3秒，还原。共进行10次。

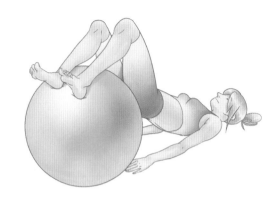

侧躺夹球

向右侧躺，右手肘撑地，手掌托住头部，两腿夹住瑜伽球，然后保持匀速呼吸，吸气的时候双腿尽力抬到最高，呼气的时候双腿落回地面。双脚一定要绷直，向内侧收拢，尽量用两小腿夹住瑜伽球。进行5次后换边进行。

转球运动

平躺，腿伸直，用脚踝夹紧瑜伽球。抬起双腿，直至与地面垂直。慢慢降低右腿至与地面成45°，使瑜伽球静止于右脚背，保持3秒钟，还原。再降低左脚，交替进行20次。

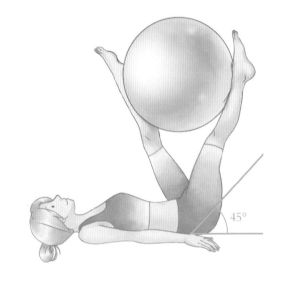

45°

跑步后即时放松，
告别肌肉腿

　　跑步是一种锻炼全身的有氧运动，能增强心肺功能。但是，在跑步过程中，腿部受力多，不少爱美女性就担心经常跑步腿会变粗。其实，在跑步后，做做腿部的拉伸运动就能放松肌肉，增强肌肉的弹性，让腿部更有线条感，显得更纤长。

① 面对墙壁取站姿，双手伸直撑住墙壁，右腿后伸，左腿弯曲呈90°，坚持15秒，换腿，再坚持15秒。

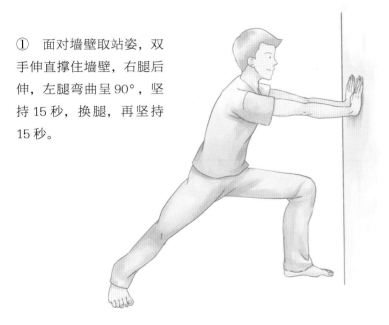

② 取站姿，左腿向前迈一步，伸直，弯曲右膝，弯腰，将双手轻轻搭在左膝上，坚持15秒。换腿进行，再坚持15秒。

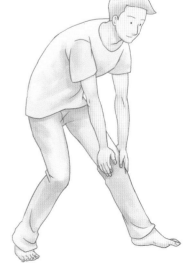

③　坐在瑜伽垫上，双腿伸直并拢，将右腿弯曲放于左腿上，双手抓住右小腿前侧固定，右膝下沉，坚持15秒。换腿进行，再坚持15秒。

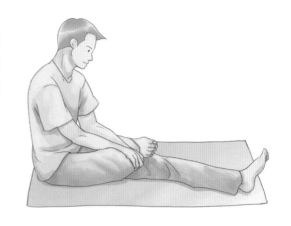

④　坐在瑜伽垫上，两腿分开约130°，弯曲左膝，将小腿和大腿尽量贴近，右腿保持伸直，两手撑地，保持15秒。换右腿弯曲进行，再保持15秒。

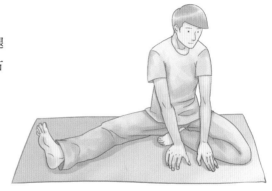

⑤　坐在瑜伽垫上，双腿伸直，将右腿弯曲，大小腿呈60°，脚掌着地，双手握成空心拳敲打小腿肌肉的地方，由上至下拍打小腿两侧和后侧。拍打100次后换左腿，再拍打100次。

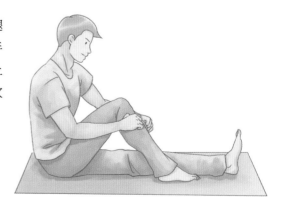